Ganganalyse en looptraining voor de paramedicus

Ganganalyse en looptraining voor de paramedicus

J.H.M. Deckers
D.M.L. Beckers

Bohn Stafleu Van Loghum
Houten/Diegem 1996

1dag   NTH/health

© 1996   Bohn Stafleu Van Loghum, Houten

ISBN 90 313 1692 X
NUGI 752
D 1996/3407/109

Ontwerp omslag: Desmond Eisermann

CIP-gegevens: Koninklijke Bibliotheek, Den Haag

Bohn Stafleu Van Loghum
De Molen 77
3995 AW   Houten

Kouterveld 2
1831 Diegem

Voorwoord

Revalidatie is bij uitstek een multidisciplinair gebeuren, waaraan alle bij het revalidatieproces betrokken disciplines vanuit de eigen specifieke deskundigheid hun bijdrage leveren.

In het revalidatiecentrum Hoensbroeck werd in 1975 gekozen voor behandelteams, gespecialiseerd rondom één diagnosegroep. Een bewuste, probleemgerichte behandeling samen met de patiënt en zijn of haar direct betrokkenen werd daardoor mogelijk.

Dokter H. F. W. te Riele, revalidatie-arts, destijds als dirigerend geneesheer aan het centrum verbonden, is hierin de grote animator geweest.

De heren Beckers en Deckers, als fysiotherapeut verbonden aan respectievelijk het dwarslaesieteam en amputatieteam, hebben in deze ontwikkeling gedurende vele jaren een zeer actieve rol gespeeld en mede vorm gegeven aan de huidige behandeling van patiënten met een dwarslaesie of amputatie.

Veelvuldig zijn zij met hun behandelingswijzen naar buiten getreden, zowel regionaal, nationaal als internationaal.

Dat deze diagnosegebonden aanpak niet hoeft te leiden tot geïsoleerde behandeleilanden, wordt geïllustreerd door het feit dat zij elkaar vanuit hun specifieke ervaring hebben gevonden in het gemeenschappelijke thema, namelijk looptraining. Deze ontmoeting heeft geresulteerd in dit boek: *Ganganalyse en looptraining*.

Lopen blijft de meest basale manier van voortbewegen. Hoe complex dit zelfs bij gezonde mensen is, wordt in dit boek helder uiteengezet voor mensen van de praktijk. Hoe belangrijk lopen is, blijkt meestal pas als het niet meer vanzelf gaat. Over de mogelijkheden om dan op een professionele manier hulp te bieden, gaat het grootste deel van dit boek.

Zoals altijd zal het voor de ene lezer te weinig en voor de andere juist te specifiek zijn. Toch denken wij dat iedere paramedicus van deze rijke ervaringen gebruik kan maken bij de behandeling van de hem toevertrouwde patiënten.

Hoensbroek, zomer 1996

J. Cluitmans, revalidatie-arts en
teamleider amputatieteam
C. Pons, revalidatie-arts en
teamleider dwarslaesieteam

Dankwoord

Het behandelen van mensen met loopafwijkingen na een ongeval of ziekte is een van de belangrijkste taken binnen de revalidatie. Een klein lichamelijk letsel leidt al snel tot een duidelijk gestoord looppatroon. Naast onze mimiek is de wijze zoals we gaan, voortbewegen en zoals we ons lichamelijk presenteren een van de belangrijkste interacties met onze omgeving. In onze samenleving wordt ons looppatroon continu geobserveerd en geëvalueerd.

Patiënten zijn dan ook meestal uiterst gemotiveerd om weer 'normaal' te kunnen lopen. Therapeuten worden hiermee dagelijks geconfronteerd.

Tijdens de opleiding krijgen fysiotherapeuten meestal geen gestructureerde looptraining, maar vaak een wat fragmentarische scholing wat betreft looprevalidatie.

Het doel van dit boek is dan ook, de beginnend therapeut en paramedicus een praktisch basiswerk aan te reiken over looptraining.

De inhoud van dit boek behelst praktijkgerichte basiskennis waaruit elke therapeut dagelijks kan putten. Deze kennis is weliswaar deels gebaseerd op literatuur, doch stoelt hoofdzakelijk op de ervaring die we met onze patiënten en collega's opdeden in het Revalidatiecentrum Hoensbroeck, onderdeel van de Stichting Revalidatiecentra Limburg (SRL) onder leiding van J. Albers en J. Peeters.

Bij het totstandkomen van dit boek gaat onze dank vooral naar de teamleden van de dwarslaesie- en de amputatieafdeling. Vooral de revalidatieartsen C. Pons en J. Cluitmans en onze directe collega's Math Buck en Annette Jacobs zijn we zeer erkentelijk voor de jarenlange constructieve en initiatiefrijke samenwerking.

Het diensthoofd van onze afdeling fysiotherapie, dhr. C. Damman, willen we vooral vernoemen daar hij steeds inhoudelijke ontwikkelingen direct en indirect blijft stimuleren. Jos Halfens en Jos Kurvers zijn we dankbaar voor hun bijdrage met betrekking tot cerebrale neurologie.

Gerichte looptraining zonder samenwerking met een deskundig orthopedisch schoenmaker en orthopedisch instrumentmaker is onmogelijk.

Met dhr. Jo Hanssen, orthopedisch schoenmaker en bedrijfsleider, werken we reeds vele jaren samen. Hij verschafte ons literatuur, foto's en corrigeerde het hoofdstuk over schoenaanpassingen. Dhr. Frans Rings, hoofd-instrumentmaker van de firma Welzorg-Hoensbroeck, danken we voor zijn inbreng en medewerking voor zowel de orthesiologie als de prothesiologie.

Alhoewel dit boekwerk vooral de praktijkgerichte training beoogt, is wetenschappelijke onderbouwing onmisbaar. Dhr. Henk Seelen en mw. Yvonne Potten, bewegingswetenschappers aan het Instituut voor Revalidatievraagstukken (IRV),

danken we voor onderzoek en fotowerk in
het bewegingslaboratorium.
Desmond Eisermann zorgde voor de grafische ondersteuning en ontwierp de kaft.
Fred Somers kiekte de foto's en Marijke
Scheyen hielp bij het uittypen van het ma-
nuscript.

Niet in het minst willen we ook onze revalidanten danken die zich bereidwillig lie-
ten fotograferen, hetgeen onmisbaar was
om dit werk visueel te illustreren.

zomer 1996

D. Beckers
J. Deckers

adres:
Revalidatiecentrum Hoensbroeck
Zandbergsweg 111
6432 CC Hoensbroek

Inhoudsopgave

4 Methode van loopanalyse 31

5 Algemene looptraining 44

6   Gewrichtsafwijkingen

9 Orthesen 126

10 Schoenaanpassingen 138

11 Loophulpmiddelen 151

Register 169

1 Inleiding ganganalyse en looptraining

'Zal ik weer normaal kunnen lopen', is vaak de eerste vraag, die patiënten na een ongeval, ziekte of verlamming aan de arts of therapeut stellen. Hiermee geven ze te kennen, hoe belangrijk zij het vinden om weer zelfstandig en zonder hulpmiddelen te kunnen lopen.

Ons looppatroon en onze manier van voortbewegen wordt voortdurend maatschappelijk geëvalueerd en gekwalificeerd. Naast de uitdrukking van ons aangezicht, de mimiek, is de manier waarop wij ons bewegen een belangrijke expressievorm voor de omgeving.

De wijze waarop wij lopen geeft immers, naast eventuele lichamelijke problemen, ook onze innerlijke gesteldheid weer. Enkele uitdrukkingen en gezegden zijn hier duidelijke voorbeelden van. Zo spreken we bijvoorbeeld van een 'dronkenmansgang', 'voor gek lopen', 'krakende wagens lopen het langst' en zelfs de vraag: 'hoe gaat het?' past in dit rijtje.

Ons looppatroon is zo belangrijk dat men gerust kan stellen: 'zo de man, zo de gang'. Met het woord 'lopen' bedoelt niet altijd iedereen hetzelfde. Dit geldt zeker voor therapeuten: de een bedoelt met lopen 'het gaan' en de ander 'rennen'. In dit boek wordt lopen gebruikt als synoniem van gaan, en hardlopen in de betekenis van rennen.

Daar de meeste publicaties over ganganalyse en looptraining Engelstalig zijn, worden in dit boek naast de Nederlandse ook de Engelse termen gebruikt.

Specifieke aandoeningen leiden vaak tot typische looppatronen. Zonder de patiënten te veel in hokjes te willen duwen, kennen we allen het specifieke gangbeeld van de hemiplegische patiënt of van de patiënt die pijn heeft en één been wil ontlasten. Een ander voorbeeld is de atactische patiënt met zijn brede gangspoor. Vele en vaak ook kleine afwijkingen leiden tot loopstoornissen.

Wil men als therapeut gerichte looptraining geven, dan is het noodzakelijk om dit lopen te kunnen beoordelen en registreren. Voldoende kennis van het normale lopen is dus noodzakelijk.

Medische loopanalyse staat de laatste jaren erg in de belangstelling en is onderwerp van wetenschappelijk onderzoek. Goed onderzoek en goede diagnostiek vormen immers de ruggegraat van een gerichte revalidatiebehandeling.

Betrouwbare onderzoeksmethoden zijn noodzakelijk voor een gerichte analyse en therapie. Grofweg kan men deze onderzoeksmethode qua loopanalyse onderverdelen in twee groepen:
- de *objectieve methode*, waarbij men voornamelijk gebruik maakt van technieken om een aantal parameters kwantitatief vast te leggen. Veel van deze objectieve methoden worden gebruikt voor het fundamenteel wetenschappelijk onderzoek van het lopen;
- de tweede groep behelst de *subjectieve ganganalyse*. Hierbij zal de therapeut zich meestal baseren op de eigen me-

tingen en de visuele analyse van het looppatroon. Deze subjectieve onderzoeksmethoden zijn ontstaan uit de klinische praktijk en hebben niet zo'n grote betrouwbaarheid. Maar de klinische bruikbaarheid groeit met de systematiek, die men aanbrengt. Baanbrekend werk hierin werd vooral gedaan in Rancho Los Amigos in Los Angeles door Jacqueline Perry (1992) in haar boek *Gait analysis*. Andere grote namen op dit vlak zijn eveneens: David Winter, en Verne Inman en medewerkers met hun werk *Human walking*.

De meest gebruikte parameters van de subjectieve onderzoeksmethode proberen wij te verduidelijken door tekeningen en gericht fotowerk.
Om deze parameters vast te leggen is het

noodzakelijk om over basiskennis van biomechanica te beschikken.
De kenmerken van het 'normale lopen', vastgesteld met behulp van objectieve en subjectieve onderzoeksmethoden en de biomechanica vormen het uitgangspunt voor de analyse van het pathologische gangbeeld.
Bij het beschrijven van looptraining willen wij ons niet te zeer verdiepen in de verschillende fysiotherapeutische oefenmethoden. Hiervoor verwijzen we naar de meer gedetailleerde standaardwerken.
Naast een aantal algemene facetten van looptraining, belichten we ook enkele nevenfacetten zoals het gaan op oneffen terrein, traplopen of valtraining.

De voornaamste loopafwijkingen per lichaamsdeel of gewricht worden beschre-

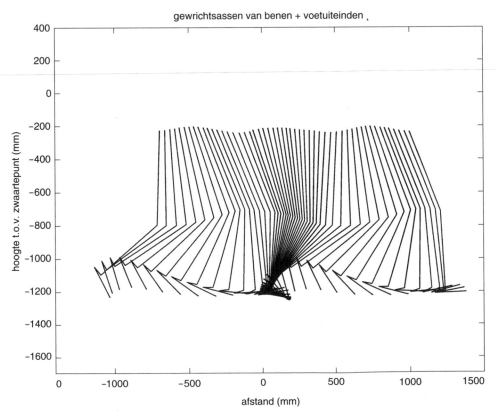

Afbeelding 1.1. Driedimensionaal camera-onderzoek geeft een sagittaal bewegingsbeeld van de gewrichtsassen van het been (Instituut voor Revalidatievraagstukken, Hoensbroek).

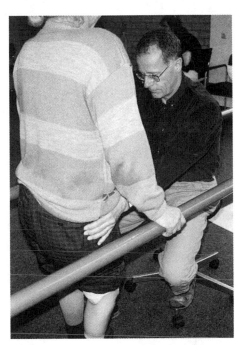

Afbeelding 1.2. De therapeut leert de patiënt met zijn beenprothese de eerste stappen maken.

ven evenals een aantal klassieke orthopedische en neurologische ziektebeelden met hun vaak typische loopafwijkingen. Hiermee beogen we een brede waaier van pathologische loopafwijkingen in tekst en beeld aan te bieden.

Veel loopstoornissen leiden tot blijvende beperkingen en vereisen daarom blijvende hulpmiddelen.

In veel boeken ontbreekt een overzicht van de moderne en meest gangbare hulpmiddelen, orthesen en prothesen. Het pathologisch gaan moet immers niet alleen getoetst worden aan de kenmerken van het normale gangbeeld, maar onzes inziens tevens aan het correct gebruik van deze hulpmiddelen. Hierbij gaan een 'aantrekkelijke' vormgeving en functionaliteit hand in hand. Het laatste decennium vond hierin immers een grote technologische evolutie plaats, denk bijvoorbeeld aan het gebruik van kunststof en thermoplastische materialen. Daarom passeren recente gangbare loophulpmiddelen, inclusief schoenaanpassingen de revue.

Uit bovenstaande inhoudsbeschrijving blijkt duidelijk dat dit boek vooral beoogt de student en therapeut een basiswerk aan te bieden over looptraining.

Deze basis behelst zowel de analyse van het pathologisch looppatroon uitgaande van het normale looppatroon, als het correcte gebruik van moderne adaptaties of loophulpmiddelen.

De inhoud van dit boek bevat, naar onze mening, de basiskennis die een ieder die patiënten met loopstoornissen behandelt, moet beheersen.

De vele foto's en tekeningen, die tevens goed voor projecties bruikbaar zijn, verhogen de didactische waarde van dit boek en maken het toegankelijk voor een breed paramedisch publiek.

Literatuur

Davies, P.M. Hemiplegie. Bohn Scheltema en Holkema, Utrecht, 1989.

Geurts, A.C., Mulder, Th. e.a. Diagnostiek van loopstoornissen; plaatsbepaling van subjectief onderzoek. Journal of Rehab Sciences 1988; 1/4: 93 - 99.

Inman, V.T., Ralston, H.J., Todd, F. Human walking. Williams and Wilkins, Baltimore, 1981.

Perry, J. Gait analysis. Slack Incorporated, Thorofare, 1992.

Winter, D.A. The biomechanics and motor control of human gait. University of Waterloo Press, Waterloo, 1988.

2 Biomechanica

2.1 Inleiding

Biomechanica is de leer van de menselijke bewegingen in het dagelijkse leven en bij revalidatie. Hierbij gaat het om de toepassing van de wetten van de fysica, in het bijzonder die van de mechanica op het menselijk lichaam.

In de mechanica onderscheidt men drie onderdelen:

- de *kinematica* of de bewegingsleer. Hierbij wordt de beweging bekeken zonder rekening te houden met de oorzaken;
- de *statica* is de leer van het evenwicht (onder invloed van krachten);
- de *dynamica* is de beweging van het lichaam onder invloed van krachten.

Bewegingen worden onderscheiden in eenparige en veranderlijke bewegingen. Een eenparige beweging is een beweging waarbij in gelijke tijdseenheden, gelijke afstanden worden afgelegd.

Met snelheid bedoelt men de per tijdseenheid afgelegde weg. De snelheid wordt uitgedrukt in meters per seconde (m/s).

2.2 Massa

Onder massa wordt verstaan de verhouding van een kracht die op een voorwerp werkt en de versnelling die het daardoor krijgt. Het symbool is m en de eenheid van massa is de kilogram (kg). De natuurkundige groootheden massa en gewicht worden in de spreektaal nauwelijks van elkaar onderscheiden. De term gewicht wordt meestal gebruikt, terwijl men eigenlijk massa bedoelt. De massa van een willekeurig voorwerp wordt bepaald door het te wegen met bijvoorbeeld een balans. De massa van het betreffende voorwerp wordt vergeleken met een bekende massa. Als de balans in evenwicht is, zegt men dat beide massa's even groot zijn. Eigenlijk betekent dit dat beide voorwerpen gelijke krachten uitoefenen op de armen van de balans. Dit komt doordat de zwaartekracht in dit geval aan beide voorwerpen even hard trekt.

2.3 Kracht

Als de bewegingstoestand van een lichaam verandert, zoals van rust naar beweging of omgekeerd, of bij verandering van snelheid of richting werkt een kracht op het lichaam in. Een kracht heeft een grootte, een richting en een aangrijpingspunt.

Krachten worden vaak voorgesteld door een pijl in een welbepaalde richting, met een getal erbij dat de grootte van de kracht aangeeft. Deze combinatie van getal en pijl wordt een krachtvector genoemd. De grootte van een kracht wordt in Newton aangegeven. Een gewicht van een kilogram oefent een kracht uit van circa tien Newton op het ondersteunend vlak.

Krachten mogen bij elkaar opgeteld worden volgens de parallellogramconstructie. In afbeelding 2.1 is dit toegepast.

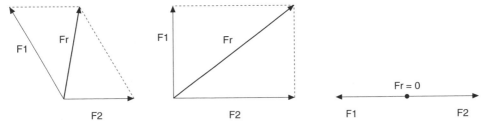

Afbeelding 2.1. Krachten en tegengestelde krachten.

Twee krachten (F_1, F_2) werken vanuit hetzelfde punt maar in een verschillende richting. Het resultaat hiervan is de resulterende kracht (Fr), ook resultante genoemd.
Twee evengrote doch tegengestelde krachten heffen elkaar op zodat de resulterende kracht gelijk is aan 0.
Achtereenvolgens worden verschillende soorten krachten nader bekeken.

2.3.1 Zwaartekracht of gravitatie

Twee massa's oefenen op elkaar een aantrekkingskracht uit. Doorgaans is deze

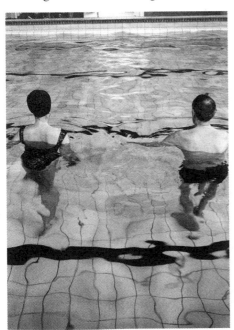

Afbeelding 2.2. Looptraining in het water. De zwaartekracht wordt gedeeltelijk opgeheven naargelang de diepte van het water.

kracht bijna onmeetbaar klein. Echter de aantrekkingskracht van een zeer grote massa zoals de aarde op een klein voorwerp is wel waarneembaar. Men noemt dit de zwaartekracht. Deze zwaartekracht is altijd aanwezig, is neerwaarts gericht in de richting van de aarde en de grootte ervan is evenredig met de massa van het aangetrokken voorwerp.
Uitgedrukt in Newton betekent dit dat de grootte van de zwaartekracht ongeveer tienmaal het gewicht in kilogrammen is.

2.3.2 Reactiekrachten

Reactiekrachten zijn de krachten welke optreden in contactpunten of contactvlakken op de grens van een mechanisch systeem en zijn omgeving.
Krachten die loodrecht uit een oppervlak komen, zijn normaalkrachten. De krachten die evenwijdig lopen aan het oppervlak, heten schuifkrachten.

2.3.3 Normaalkrachten

Normaalkrachten vinden hun oorzaak in het feit dat ieder contactvlak tussen een voorwerp en zijn omgeving op moleculair niveau inveert tot de veerkracht van het oppervlak gelijk is aan de kracht die door het voorwerp op dit oppervlak uitgeoefend wordt. Dit komt omdat de moleculen van het contactvlak onderling verbonden zijn door moleculaire bindingskrachten.
De mate van inveren is voor ieder opper-

vlak weer anders. Tijdens het lopen voelt de ene onderlaag prettiger aan dan de andere. Een betonweg veert minder in dan bijvoorbeeld een gazon. Bij deze laatste duurt het langer voordat de normaalkracht is opgebouwd. Ook het materiaal van een schoenzool speelt hierin een rol (bijvoorbeeld leer of rubber). Bij een rubberen zool duurt het langer voordat de normaalkracht is opgebouwd.

Als de ondergrond slechts geringe moleculaire bindingskrachten heeft, is deze niet in staat om een voldoende normaalkracht op te bouwen. Voorbeelden hiervan zijn onder andere lucht, water en drijfzand.

Normaalkrachten werken voortdurend in elk contactpunt van een voorwerp met zijn omgeving en wijzen steeds loodrecht uit het oppervlak. De normaalkracht is zo groot dat het voorwerp in het contactpunt in rust is.

2.3.4 Schuifkrachten

De schuifkracht in een contactpunt werkt een optredende beweging tegen of bemoeilijkt ze alleszins. Schuifkrachten treden steeds op in elk contactpunt en zijn tegengesteld aan de optredende beweging.

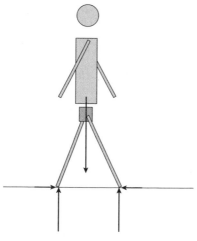

Afbeelding 2.3. Normaalkrachten en schuifkrachten.

De schuifkracht is afhankelijk van de mate van ruwheid van de contactoppervlakken én de grootte van de kracht waarmee de oppervlakken tegen elkaar gedrukt worden.

Het moge duidelijk zijn dat de figuur uit afbeelding 2.3 in deze spreidstand voorwaarts alleen maar kan blijven staan als de schuifkrachten die in horizontale richting op de contactpunten van de voeten inwerken voldoende groot zijn. Dit kan best op een ruwe betonvloer, maar zal problematisch worden op een geboende marmervloer en helemaal onmogelijk worden op een gladde ijslaag omdat de schuifkrachten te klein zullen zijn om het naar buiten wegglijden van de voeten te voorkomen.

2.4   Momenten of koppels

Het begrip 'moment' is nodig om rotaties te kunnen verklaren. Meestal treden rotaties op als twee krachten niet vanuit één punt werken.

Toepassing hiervan is zichtbaar in de hefboomwerking zoals bij een eenvoudige balans of een wip.

De balans is in evenwicht omdat het moment linksom, geleverd door F_1 even groot is als het moment rechtsom, geleverd door F_2 ($F_1 \times l_1 = F_2 \times l_2$). Of, anders gezegd, kracht 1 maal krachtarm 1 is gelijk aan kracht 2 maal krachtarm 2.

Door bij een elleboogkruk op het handvat een kracht Fa uit te oefenen, ontstaat, in combinatie met de opwaartse kracht Fk van de kruk, een moment M, dat ervoor zal zorgen dat de elleboog een ondersteunende kracht richting extensie ondervindt.

2.5   Evenwicht

Een lichaam is in rust als de som van alle krachten en momenten gelijk is aan nul. Men dient dit steeds driedimensionaal te

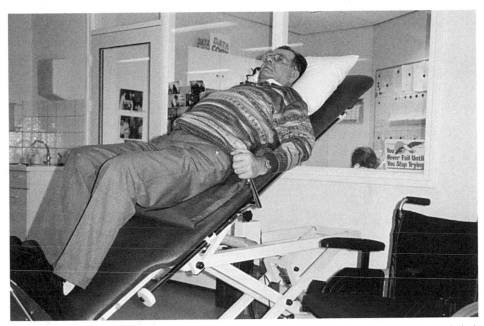

Afbeelding 2.4. Patiënt oefent de strekkers van de benen. De glijmat onder de romp en de hellingsgraad van de statafel bepalen de vereiste extensiekracht.

bekijken in de drie verschillende vlakken en rond de drie verschillende assen, waaromheen translaties en rotaties kunnen plaatsvinden, te weten: de transversale, de sagittale en de frontale as.

Staan zoals in figuur a (afb. 2.7) is niet mogelijk, wel zoals in figuur b, omdat hier een bekkenverplaatsing richting grondreactiekracht heeft plaatsgevonden, zodat de krachten in een lijn komen te liggen.

In figuur b ontstaat een adductie-moment, gecontroleerd door de abductoren.

De kracht die de abductoren van de heup moeten leveren wanneer iemand op een been staat, kan als volgt worden berekend:

$Fg \times Lg = Fl \times Ll$

Hieruit kan de ontwikkelde kracht berekend worden:

$Fl = Fg \times Lg/Ll$. Dit komt neer op ongeveer driemaal het lichaamsgewicht!

Door een stok te gebruiken aan de tegenliggende zijde zal de benodigde abductorenkracht verminderd worden met het produkt van de tegenkracht, geleverd door de stok met de afstand van de stok tot aan het centrum van het heupgewricht $(Fl = (Fg \times Lg/Ll) - Fs \times Ls)$.

2.6 Dynamica

De dynamica is een onderdeel van de mechanica waarin verbanden worden gelegd tussen krachten en de daaruit voortvloeiende bewegingen.

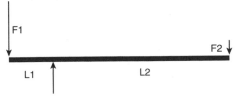

Afbeelding 2.5b. Kracht en krachtarm bepalen het moment.

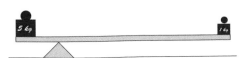

Afbeelding 2.5a. Hefboomwerking.

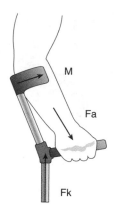

Afbeelding 2.6. Steunkrachten op een kruk.

Grondlegger van de dynamica is Newton geweest. Hij stelde dat het produkt van massa en versnelling van een lichaam gelijk is aan de op het lichaam uitgeoefende kracht (F = m × a).

Hoe groter de massa is, hoe trager het voorwerp op een uitgeoefende kracht reageert.

Dit betekent eenvoudigweg dat een voorwerp in beweging trapsgewijs steeds sneller gaat bewegen. In de praktijk zal dit niet gebeuren omdat er nog andere krachten zijn die een afremmende werking uitoefenen, zoals wrijving. Wrijving is in rust veel hoger dan tijdens beweging. Dit heeft als

gevolg dat als een voorwerp eenmaal in beweging is gebracht, een kleinere kracht nodig is om het voorwerp in beweging te houden dan de kracht welke nodig was om het voorwerp in beweging te krijgen.

Ook dynamische krachten mogen bij elkaar opgeteld worden, net zoals in de statica. Werken ze in één lijn, dan wordt de resultante bepaald door de som van beide krachten, werken ze in verschillende richtingen dan kunnen we de resulterende kracht vinden met behulp van de parallellogram-regel.

Literatuur

Rozendal, R.H., e.a. Inleiding in de kinesiologie van de mens. Educaboek, Culemborg, 1983.

Scheltens, J. Inleiding tot de biomechanica: ten dienste van de fysiotherapeut. De Tijdstroom, Lochem, 1979

Veen, P. van de. Syllabus biomechanica. Enschede, 1995.

Veen, P. van de. An investigation of design criteria of modular endoskeletal lower limb prostheses. Proefschrift Technische Universiteit Enschede, Enschede, 1989.

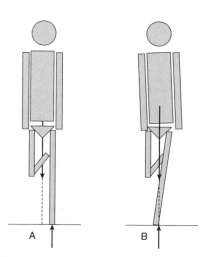

Afbeelding 2.7. Evenwicht: zwaartepunt boven steunpunt.

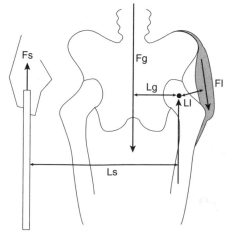

Afbeelding 2.8. Stand op een been vraagt kracht in de abductoren.

3 Het normale looppatroon

3.1 Inleiding

De normale menselijke beweging is een produkt van complexe interacties tussen krachten, die vanuit het lichaam werken, en uitwendige krachten die deze tegenwerken (J. Hughes).

Het lopen (gaan) wordt gekenmerkt door een cyclische afwisseling van een monopedale fase (steunen op één voet) met een bipedale fase (steunen op de twee voeten tegelijk). Deze bipedale fase onderscheidt lopen van hardlopen. Lopen is ook een cyclische beweging. Hier echter worden de monopedale fasen afgewisseld met zweeffasen, waarbij er geen contact met de grond is.

Het lopen kan beschreven worden als een serie ritmische alternerende bewegingen van de extremiteiten en de romp, welke resulteren in het naar voren brengen van het zwaartepunt.

Ondanks dat het menselijk lopen een aantal gemeenschappelijke kenmerken vertoont, welke in dit hoofdstuk worden besproken, zijn kleine individuele variaties mogelijk, waaraan sommige mensen te herkennen kunnen zijn.

Volgens Rozendal (1969) is het gaan (of lopen) een persoonlijke wijze van zich bewegen op een gericht individueel doel en op individuele wijze uitgevoerd.

Het looppatroon van een individu is zijn oplossing van het probleem: 'Hoe geraak ik van het ene punt naar het andere met een minimum aan inspanning, adequate stabiliteit en acceptabel voorkomen?' (J. Hughes, 1979)

De relatieve belangrijkheid van ieder van deze factoren verschilt van individu tot individu. Sommigen zijn voornamelijk geïnteresseerd in het bereiken van hun doel, terwijl anderen meer geïnteresseerd zijn in hun verschijning tijdens het lopen.

De hiernavolgende beschrijving is gebaseerd op de werken van onder andere Perry (1992), Winter (1988) en Inman (1981), alledrie zwaargewichten op dit gebied.

3.2 Het zwaartepunt

De zwaartekracht werkt constant in op het lichaam en de lichaamsdelen. Het zwaartepunt is een imaginair punt, waarop het volledige lichaamsgewicht verondersteld wordt gecentraliseerd te zijn. Het zwaartepunt van het lichaam heeft men op verschillende manieren proberen te bepalen onder meer door experimenten op lijken en met behulp van verschillende technieken bij levende proefpersonen. Men heeft gevonden dat het zwaartepunt gelegen is in de middellijn van het lichaam op een afstand van de grond van 55% van de totale lengte van het lichaam en iets anterior van de tweede sacrale wervel.

3.3 De anatomische stahouding

In tegenstelling tot de C-curvige wervelkolom van viervoetigen, vertoont de menselijke wervelkolom een S-vormige opbouw. Met deze structuur is het mogelijk om de rechtopstaande houding met een minimum aan spieractiviteit vol te houden. In deze stand loopt de zwaartelijn door het oor, de schouder, vóór het centrum van het heupgewricht, vóór het kniegewricht, dwars door het enkelgewricht.

3.4 De loopcyclus (gait-cycle)

Tijdens het lopen bevindt zich een been afwisselend in een fase waarin erop gesteund wordt (de steunfase of standfase) en een fase waarin het been vrij is van de ondergrond, de zwaaifase of swing-phase.

De activiteit die plaatsvindt tussen het neerplaatsen van een hiel (de heel-strike), en de daaropvolgende heel-strike van dezelfde voet noemen we de schrede. Een stap of pas wordt begrensd door de opeenvolging van twee hielcontacten van de verschillende voeten.

3.4.1 De steunfase (stance phase)

De steunfase begint met het plaatsen van de hiel op de grond, de heel-strike dus, en eindigt als de tenen van hetzelfde been van de grond komen en dit heet toe-off. Tijdens deze steunfase wordt de voet afgewikkeld over de laterale voetrand. Dit gebeurt tijdens de midstandfase (midstance). Vanaf midstand tot teenafzet (toe-off) worden vooral de kopjes van de metatarsalia vijf tot en met een belast.

De steunfase kan men onderverdelen in drie fasen:

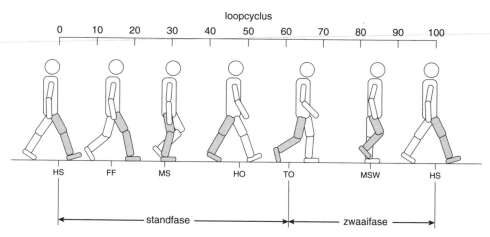

Afbeelding 3.1. De loopcyclus.

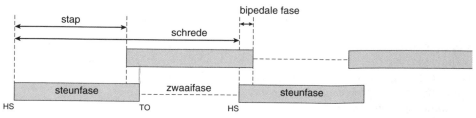

Afbeelding 3.2. De steunfase (60%) duurt langer dan de zwaaifase (40%). Dit resulteert in de bipedale fase.

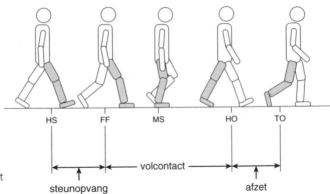

Afbeelding 3.3.
De standfase: van hielcontact
tot tenen los.

■ *De steunopvang (shock absorption phase)*

De shock absorption phase is de fase gedurende welke het gewicht op het voorste been wordt geplaatst en de neerwaartse beweging van het lichaamszwaartepunt wordt afgeremd. Deze fase duurt van heel-strike tot foot-flat. Tijdens deze periode komt in eerste instantie het midden van de hiel in contact met de onderlaag. Hoe meer de hiel wordt belast, hoe groter het hielcontactoppervlak met de onderlaag zal worden.

■ *Volcontact (mid-stance phase)*

In de mid-stance phase komt het grootste gewicht op het steunbeen. Dit is de fase tussen foot-flat en heel-off.

■ *De afzet (push-off phase)*

De push-off phase is de fase vanaf heel-off tot toe-off.
Er zijn dus drie verschillende fasen (tussen deze steunfase), die bepaald worden door vier momenten, namelijk:
1 *hielcontact of heel-strike*: dit is het moment dat de hiel de grond raakt;
2 *zoolcontact of foot-flat*: hierbij raakt de zool van de voet de grond;
3 *hiel los of heel-off*: de hiel verliest op dit moment contact met de grond;
4 *tenen los of toe-off*: de teen verliest contact met de grond.

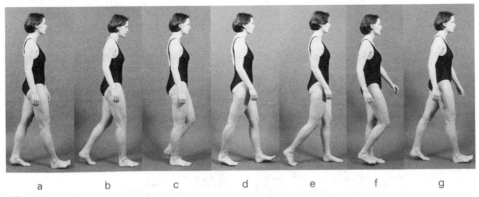

a   b   c   d   e   f   g

Afbeelding 3.4.

a. Heel-strike rechts   d. Heel-off   f. Mid-swing
b. Foot-flat   e. Toe-off rechts   g. Heel-strike
c. Mid-stance rechts

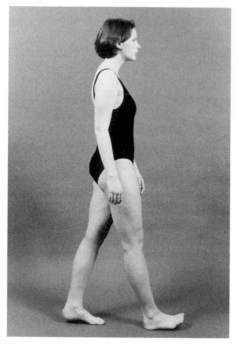

Afbeelding 3.4a. Heel-strike rechts.

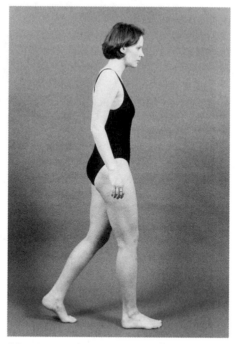

Afbeelding 3.4b. Foot-flat.

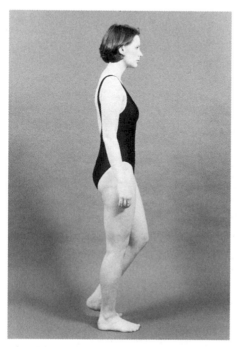

Afbeelding 3.4c. Mid-stance rechts.

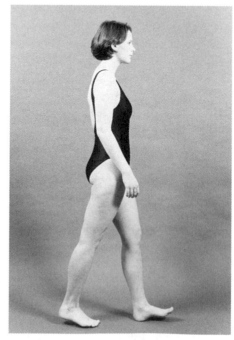

Afbeelding 3.4d. Heel-off.

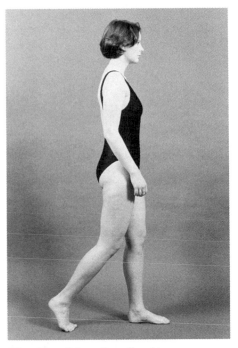

Afbeelding 3.4e. Toe-off rechts.

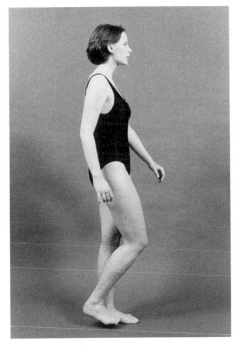

Afbeelding 3.4f. Mid-swing.

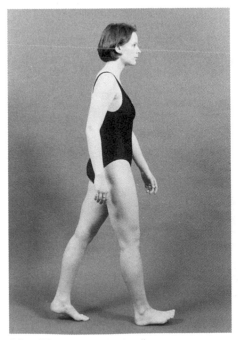

Afbeelding 3.4g. Heel-strike.

3.4.2 De zwaaifase (swing phase)

De zwaaifase begint als de steunfase eindigt en is de periode tussen toe-off en heel-strike van dezelfde voet.

We kunnen de swing-phase in twee fasen verdelen, namelijk de acceleration of versnelling en de deceleration of vertraging. De fasen worden van elkaar gescheiden door de mid-swing, dat is het moment dat beide voeten zich onder het lichaam bevinden, de hielen naast elkaar.

De acceleration verloopt van toe-off tot mid-swing en benoemt de periode waarin het zwaaibeen zich voorwaarts beweegt in een versnelde beweging met de bedoeling het lichaamsgewicht te gaan opvangen.

De deceleration verloopt van mid-swing tot heel-strike en hierin wordt de voorwaartse beweging van het lichaam afgeremd om de voet goed gecontroleerd te kunnen plaatsen.

3.4.3 De dubbele steun (double support)

De double support is de fase waarin beide voeten gelijktijdig contact hebben met de grond. Deze fase treedt op tussen heel-off en toe-off van de ene voet en heel-strike en foot-flat van de andere voet. De tijdsduur hiervan is direct gerelateerd aan de snelheid. Als de snelheid verhoogt, vermindert de periode van dubbele steun, en omgekeerd.

De normale loopsnelheid voor een mannelijke volwassene bedraagt 112 stappen per minuut. De afwezigheid van dubbele steun onderscheidt hardlopen van lopen. Ook weer bij de gemiddelde mannelijke volwassene begint dit bij een snelheid van 140 stappen per minuut.

Een mannelijke volwassene die wandelt met een ritme van 90 stappen per minuut raakt de grond met een snelheid van een meter per seconde.

3.4.4 De tijdsverdeling in de loopcyclus

De normale loopcyclus begint bij heelstrike bij 0%, bij 15% krijgen we foot-flat, bij 45% begint heel-off en bij 60% toe-off. Hier begint dan de swing phase die duurt tot 100%, de volgende heel-strike.

De periode van double support is ongeveer 15% (eigenlijk tussen 10% en 20%), en dit bij een normale loopsnelheid van 112 stappen per minuut, en ligt tussen heel-strike en foot-flat van het ene been en heel-off en toe-off van het andere been.

3.5 De karakteristieken van het looppatroon

3.5.1 De verticale verplaatsing van het zwaartepunt

Het ritmisch op en neer bewegen van het lichaam is een belangrijk kenmerk van het voortbewegen. Deze bewegingen betreffen een verplaatsing van het zwaartepunt in het verticale vlak. De lijn die door het zwaartepunt beschreven wordt tijdens het voortbewegen is licht golvend.

Bij normale voortbeweging ligt deze verticale verplaatsing rond de vijf centimeter. Individuele verschillen zijn te verwaarlozen. De toppen van deze verticale verplaatsing liggen op 25% en 75% van de loopcyclus, elk overeenkomend met het midden van de stance phase van het steunbeen en het midden van de swing phase van het andere been.

Op 50%, of het midden van de loopcyclus, valt het zwaartepunt op zijn laagste niveau. Dit is tijdens de periode van double support.

De belangrijkste, klinisch te observeren factor, welke deze uitslag beperkt tot vijf centimeter, is de gecoördineerde functie van knie en enkel. Onmiddellijk na heelstrike, met de knie volledig gestrekt, begint de knie te buigen en gaat de enkel in plantairflexie.

De patiënt die met beugel of prothese met knievaststelling loopt, zal een grotere verplaatsing krijgen van het lichaamszwaartepunt, waardoor tevens het energieverbruik omhoog gaat.

3.5.2 De laterale verplaatsing van het zwaartepunt

Het zwaartepunt verplaatst zich ook in het horizontale vlak. Het beschrijft een golvende beweging van links naar rechts, in overeenstemming met het linker of rechter been, dat belast wordt. Deze laterale verplaatsing van het zwaartepunt is van dezelfde vorm en grootte als in het verticale vlak.

Deze laterale verplaatsing is grotendeels afhankelijk van de breedte van de loopbasis. Als we een lijn trekken door de opeenvolgende middelpunten van heel-strike van elke voet, dan ligt de afstand tussen beide parallelle lijnen, bij normale personen, tussen de vijf en tien centimeter. Bij verbreding van dit loopspoor wordt ook de laterale verplaatsing van het bekken en denkbeeldig zwaartepunt groter. Denk hier bijvoorbeeld aan de abductie-pas bij een persoon van wie een been is geamputeerd of bij een verbreed loopspoor bij iemand met evenwichtsproblemen.

3.5.3 De bekkenrotatie

Normaal roteert het bekken alternerend naar rechts en naar links, om het naar voren brengen van een been te vergemakkelijken. De uitslag hiervan is vier graden aan iedere zijde, dus in totaal acht graden.

3.5.4 De axiale rotatie

In samenspel met de bekkenrotatie vindt er ook een axiale rotatie plaats in het been. De uitslag hiervan is afhankelijk van de snelheid van voortbewegen. Bij een normale snelheid ligt de totale rotatie op 22 graden, maar bij het stijgen van de snelheid, denk maar aan spurters, kan deze oplopen tot 31 graden en meer. De totale axiale rotatie wordt als volgt verdeeld:
— vier graden bekkenrotatie;
— negen graden femurrotatie en
— negen graden tibiarotatie.
Gedurende de zwaaifase treedt progressief een interne axiale rotatie op, welke langzaam vergroot tot de stance phase bij volledige belasting. Op dit punt wordt de actie omgekeerd tot externe rotatie, tot het ogenblik dat de voet de grond verlaat.

3.5.5 De beweging van het bekken ten opzichte van het horizontale

Het bekken zakt alternerend ten opzichte van de horizontale lijn, eerst rondom het ene steunbeen, daarna rondom het andere. Deze bewegingsuitslag zal normaal nooit meer dan vijf graden bedragen.

3.5.6 De enkel- en voetbeweging

Tijdens de standfase zakt de enkel van heel-strike tot zijn laagste positie bij foot-flat. Bij heel-off stijgt de enkel tot zijn hoogste positie, die hij bereikt bij toe-off. De enkelbeweging is gesynchroniseerd met de verticale beweging van het lichaamszwaartepunt. Hier kunnen we nog aan toevoegen dat de voorvoet naar eversie gaat gedurende het eerste derde deel van de steunfase en naar inversie gedurende de rest van de standfase. De totale beweging van eversie en inversie ligt rond de zes graden.

3.5.7 De armzwaai

De bewegingen van de arm zijn tegengesteld aan de bewegingen van het been, en wekken dus tegengestelde reactiekrachten op. Armbewegingen samen met romprotaties zorgen voor balans en symmetrie tijdens het lopen.
Iemand met een bilaterale armamputatie heeft vaak balansproblemen bij het staan en lopen vanwege het ontbreken van reciproke bewegingen in het bovenste gedeelte van de romp.

3.6 De bewegingsanalyse in het sagittale vlak

3.6.1 Hielcontact (heel-strike)

Reactie: biomechanisch verloopt de grondreactielijn:
— voor de heup, dit veroorzaakt een flexiemoment;
— voor de knie, dit veroorzaakt een extensiemoment;
— voor de enkel, dit veroorzaakt een plantairflexiemoment.
Heup: is $25°$ gebogen. De gluteus maximus en de hamstrings houden verdere flexie tegen.
Knie: geheel gestrekt. Het extensiemoment

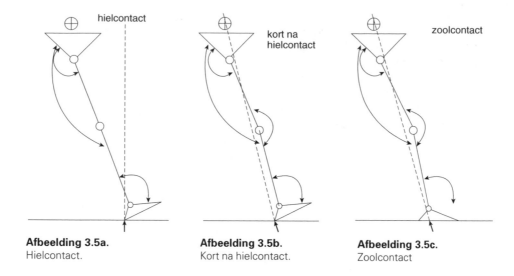

Afbeelding 3.5a.
Hielcontact.

Afbeelding 3.5b.
Kort na hielcontact.

Afbeelding 3.5c.
Zoolcontact

wordt tenietgedaan door de actie van de hamstrings, zodat de knie begint te buigen. *Enkel:* bevindt zich in neutrale positie, dan start de plantairflexie. Deze wordt gecontroleerd door een excentrische contractie van de dorsaalflexoren.

3.6.2 Kort na hielcontact (kort na heel-strike)

Reactie: de grondreactielijn verloopt:
– voor de heup, dit veroorzaakt een flexiemoment;
– achter de knie, dit veroorzaakt een flexiemoment;
– achter de enkel, dit veroorzaakt een plantairflexiemoment.
Heup: wordt in 25° flexie gehouden door actie van gluteus maximus en hamstrings.
Knie: is in 5° flexie en gaat nog meer flecteren. De mate van flexie wordt gecontroleerd door actie van de m. quadriceps.
Enkel: is in 5° plantairflexie en deze neemt nog toe onder controle van de dorsaalflexoren.

3.6.3 Zoolcontact (foot-flat)

Reactie: de grondreactielijn verloopt:

– voor de heup, dit veroorzaakt een flexiemoment;
– achter de knie, dit veroorzaakt een flexiemoment;
– achter de enkel, dit veroorzaakt een plantairflexiemoment.
Heup: is in 25° flexie en begint te strekken door de actie van de gluteus maximus en de hamstrings.
Knie: bereikt 15° flexie en gaat verder naar 20° kort na foot-flat. Dan begint hij te strekken. De quadriceps is actief bij het controleren van de flexiehoek.
Enkel: bevindt zich in 10° plantairflexie. Het plantairflexiemoment neemt af als de reactielijn zich voorwaarts langs het enkelgewricht verplaatst en de activiteit van de dorsaalflexoren wegvalt. Als de grondreactie zich voor het enkelgewricht bevindt, beginnen de segmenten van het steunbeen voorwaarts te bewegen over de gefixeerde voet.

3.6.4 Middensteun (mid-stance)

Reactie: de grondreactielijn:
– passeert door het heupgewricht, geen moment;
– loopt achter de knie, dit veroorzaakt een flexiemoment;

– loopt voor de enkel, dit veroorzaakt een dorsaalflexiemoment.

Heup: is in 10° flexie en begint in extensie te komen als de grondreactie naar achter beweegt ten opzichte van het heupgewricht, direct na de mid-stance.

Knie: bereikt maximale flexie en gaat van hieruit strekken. De quadriceps-actie is weggevallen en de soleus wordt actief bij het controleren van de knie-extensie.

Enkel: is in 5° dorsaalflexie en deze neemt nog steeds toe. De dorsaalflexie wordt gecontroleerd door de kuitmusculatuur.

3.6.5 Hiel los (heel-off)

Reactie: de grondreactielijn verloopt:
– achter de heup, dit veroorzaakt een extensiemoment;
– voor de knie, dit veroorzaakt een extensiemoment;
– voor de enkel, dit veroorzaakt een dorsaalflexiemoment.

Heup: bereikt ongeveer 13° extensie en begint dan te buigen. De iliopsoas is actief bij het controleren van de extensie en de beginnende flexie.

Knie: is 2° gebogen, hetgeen de maximale extensie-uitslag is op dit onderdeel van de loopcyclus. De gastrocnemius kan actief

zijn ter controle van verdere extensie.

Enkel: bereikt 15° dorsaalflexie, waarna plantairflexie begint door een krachtige samentrekking van de kuitspieren, wat meehelpt in het voorwaarts bewegen van het lichaam.

3.6.6 Tenen los (toe-off)

Bij de toe-off heeft de reactie bijna zijn betekenis verloren, omdat het merendeel van het gewicht zich op de andere voet bevindt.

Heup: is in 10° extensie en gaat verder flecteren als gevolg van de plantairflexie van de voet en de activiteit van de rectus femoris en de iliopsoas.

Knie: is 40° geflecteerd en flecteert nog verder wegens het kleine grondreactiemoment en de plantairflexie van de voet.

Enkel: heeft 20° plantairflexie bereikt, veroorzaakt door de kuitmusculatuur. Deze spieren worden inactief direct na de toe-off.

3.6.7 Versnelling (acceleration)

Heup: in 10° extensie en flecteert omdat de heupflexoren het been in een versnelling voorwaarts bewegen.

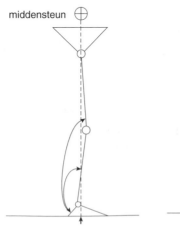

Afbeelding 3.5d.
Middensteun.

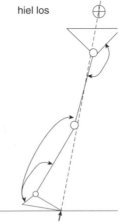

Afbeelding 3.5e.
Hiel los.

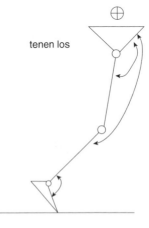

Afbeelding 3.5f.
Tenen los.

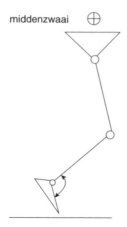

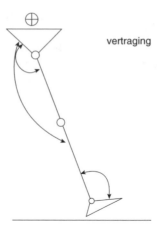

Afbeelding 3.5g. Midden zwaai.

Afbeelding 3.5h. Vertraging.

Knie: is in 40° flexie en flecteert verder in een pendelbeweging als het been versnelt.
Enkel: in 20° plantairflexie direct na toe-off. Hierna volgt direct dorsaalflexie onder actie van de voetheffers.

Enkel: heeft zijn neutrale positie bereikt en wordt hierin gehouden door een lichte activiteit van de dorsaalflexoren.

3.6.8 Midden zwaai (mid-swing)

Heup: is 20° gebogen en buigt verder.
Knie: flecteert verder tot 65° en begint dan een extensiebeweging onder invloed van de pendelbeweging.

3.6.9 Vertraging (deceleration)

Heup: bereikt 25° flexie. Deze wordt verder tegengehouden door de gluteus maximus en de hamstrings.
Knie: bereikt volle extensie, en wordt gecontroleerd door de hamstrings.
Enkel: wordt nog steeds in een neutrale positie gehouden door de dorsaalflexoren.

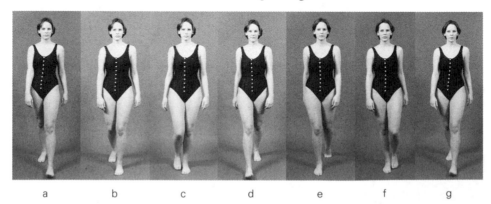

a   b   c   d   e   f   g

Afbeelding 3.6.

a. Heel-strike
b. Foot-flat
c. Mid-stance linker been,
    mid-swing rechter been

d. Heel-off links
e. Toe-off linker been

f. Mid-swing
g. Heel-strike

3.7 De analyse in het frontale vlak

In dit vlak gaat het voornamelijk over va-
rus- en valgusmomenten.

In de voet krijgen we een varusneiging
tussen heel-strike en foot-flat en tussen
heel-off en toe-off. De peroneus brevis en
longus zijn hier actief. Valgusneiging ontstaat tussen foot-flat en heel-off en hier
zijn actief de tibialis posterior, de flexor
digitorum longus en de flexor hallucis
longus.

In de knie wordt de varusneiging gecontroleerd door het ligamentum collateralis
lateralis.

In de heup is er ook een neiging tot varus,
namelijk op het ogenblik van maximale laterale verplaatsing van het bekken. Spieren om dit tegen te werken zijn gluteus
minimus, medius en de tensor fasciae la-
tae. Bij onvoldoende werking van deze abductoren ontstaat het zogenaamde Tren-
delenburg-fenomeen.

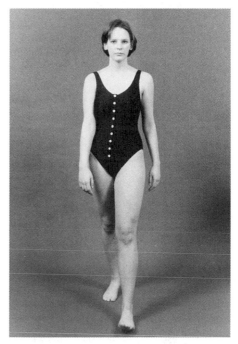

Afbeelding 3.6a. Heel-strike.

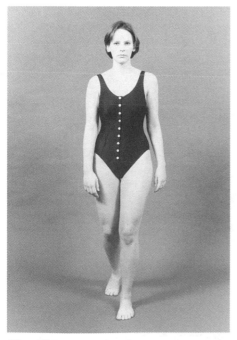

Afbeelding 3.6b. Foot-flat.

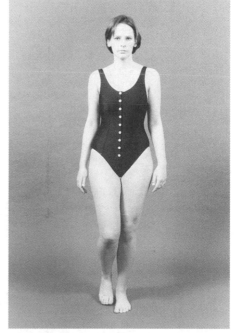

Afbeelding 3.6c. Mid-stance linker been, mid-
swing rechter been.

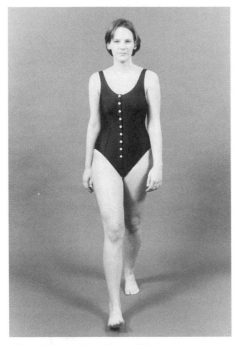

Afbeelding 3.6d.   Heel-off linker been.

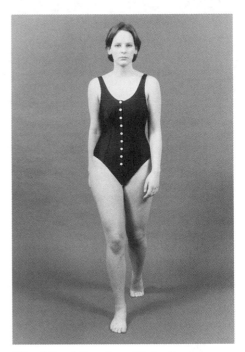

Afbeelding 3.6e.   Toe-off linker been.

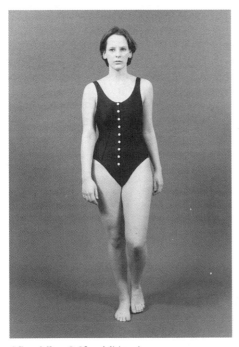

Afbeelding 3.6f.   Mid-swing.

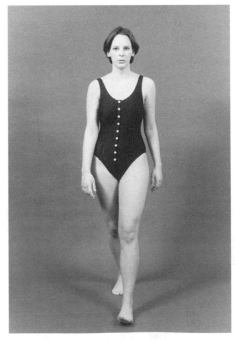

Afbeelding 3.6g.   Heel-strike.

3.8 Functionele activiteiten nader bekeken

3.8.1 Traplopen

Afhankelijk van de hoogte van de trede is, bij het neerplaatsen van de voet op de volgende trede, de heup zestig en de knie negentig graden gebogen. De voet bevindt zich in lichte dorsaalflexie en wordt met de voorvoet eerst geplaatst. Hierna wordt het lichaamszwaartepunt naar voren en naar boven verplaatst. Doordat de romp naar voren komt, vergroten de dorsaalflexie in de voet en de flexie in heup en knie. Meteen hierna vindt de afzet op het achterste been plaats, in combinatie met een totaalextensie in het voorste been.

Het achterste been gaat nu in zwaaifase en wordt langs het steunbeen door naar de volgende trede gebracht. De enkel van het steunbeen maakt tegelijkertijd een plantairflexie. Tijdens de zwaaifase gaat de knie naar maximaal honderd graden flexie, de heup naar 75 graden flexie en de enkel naar een dorsaalflexie van vijftien graden.

Dit is natuurlijk afhankelijk van de hoogte van de trede (normaal 18 cm) en de beenlengte.

Het trap-aflopen begint met het neerplaatsen van de voorvoet op de lagere trede. Om dit contact te vergemakkelijken is de knie zo goed mogelijk gestrekt en wordt de enkel in ongeveer dertig graden plantairflexie gebracht. De voet gaat naar de nulstand en de knie wordt enkele graden gebogen om op deze manier de schok van het neerplaatsen op te vangen. Op dit ogenblik wordt ook het lichaamszwaartepunt boven het steunbeen gebracht door een extensie in de heup. Hierna volgt de zwaaifase van het andere been. Om dit been de mogelijkheid te bieden contact te maken met de volgende trede, moet er in het steunbeen flexie van de knie en dorsaalflexie in de enkel plaatsvinden. Op het ogenblik dat het zwaaibeen contact maakt met de trede, treedt er heel-off op in het

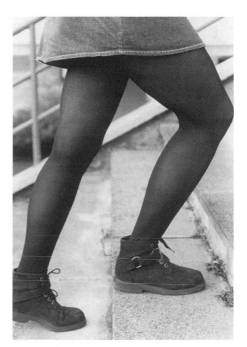

Afbeelding 3.7. Traplopen vereist voldoende kracht en mobiliteit.

steunbeen. Tijdens de hieropvolgende zwaaifase ontstaat flexie in de knie van ongeveer negentig graden en in de heup van dertig graden. De romp wordt tijdens het hele proces verticaal gehouden.

3.8.2 Hellinglopen

Tijdens het staan op een helling valt het op dat men de neiging heeft om de romp richting helling-op te houden. Dit heeft te maken met een verkleining van het steunvlak. Immers om voetcontact te houden bij het staan op een helling moeten de voeten in dorsaalflexie staan bij het richting helling-op staan en plantairflexie bij het staan richting helling-af. Uit veiligheidsgevoel houden we ons zwaartepunt weliswaar binnen het verkleinde steunvlak, maar wel zo ver mogelijk richting helling-op.

Bij het helling-oplopen wordt de voet plat of met de voorvoet eerst neergeplaatst. De enkel bevindt zich in dorsaalflexie en

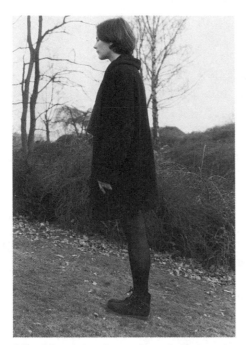

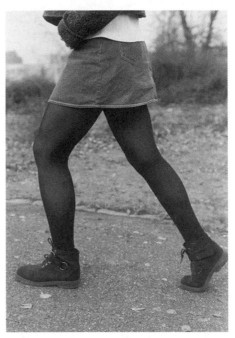

Afbeelding 3.8. Staan op een helling vereist aanpassing van het evenwicht vanuit de enkel.

Afbeelding 3.9. De kracht en vereiste mobiliteit bij hellinglopen zijn recht evenredig met de paslengte en hellingsgraad.

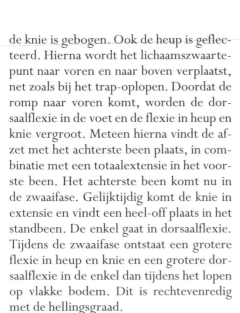

de knie is gebogen. Ook de heup is geflecteerd. Hierna wordt het lichaamszwaartepunt naar voren en naar boven verplaatst, net zoals bij het trap-oplopen. Doordat de romp naar voren komt, worden de dorsaalflexie in de voet en de flexie in heup en knie vergroot. Meteen hierna vindt de afzet met het achterste been plaats, in combinatie met een totaalextensie in het voorste been. Het achterste been komt nu in de zwaaifase. Gelijktijdig komt de knie in extensie en vindt een heel-off plaats in het standbeen. De enkel gaat in dorsaalflexie. Tijdens de zwaaifase ontstaat een grotere flexie in heup en knie en een grotere dorsaalflexie in de enkel dan tijdens het lopen op vlakke bodem. Dit is rechtevenredig met de hellingsgraad.

Helling-aflopen kenmerkt zich door een snelle afwikkeling van de voet richting plantairflexie. Om de voorwaartse valneiging af te remmen wordt de knie geflecteerd. Hierdoor is het mogelijk om de plantairflexie van de voet te verminderen

en tot de nulstand te brengen. Op deze manier komt het zwaartepunt boven het voorste steunbeen.

Nu kan de zwaaifase van het achterste been starten. Hier is sprake van een verminderde flexie in de knie in vergelijking met het gaan op vlak terrein. Ook de voet wordt reeds richting plantairflexie gebracht om de volgende steunfase voor te bereiden. Een en ander is hier duidelijk afhankelijk van de hellingshoek.

3.9 Het lopen in relatie tot de leeftijd

Vergeleken met de meeste viervoeters komen de eerste stappen bij de mens erg laat in de bewegingsontwikkeling. Een aantal viervoeters komt ter wereld met een aangeboren gevoel voor balans, andere dieren ontwikkelen dit in enkele dagen of weken. Als we het beginnend loopgedrag van een baby observeren, dan valt het gebrek aan balans direct op. Het is aandoenlijk om te zien met hoeveel moeite en inzet de baby probeert om toch maar dat zwaartepunt boven zijn steunbasis te krijgen en het daar te houden. Het gaat dan ook zijn steunbasis fors vergroten om zodoende dit gebrek aan balans op te vangen. Een loopspoor van vijftien à twintig centimeter is hier heel normaal. Verder wordt door forse armbewegingen het zwaartepunt gemanipuleerd om toch maar binnen de krijtlijnen van de vergrote steunbasis te blijven.

En als dit na verwoede pogingen dan enkele pasjes na elkaar lukt, komt het gebrek aan coördinatief bewegen op de proppen en via één te fors uitgevoerde armzwaai wordt het zwaartepunt tot over de grens bewogen...

Ook de leeftijd waarop deze kunstjes voor het eerst vertoond worden, wisselt nogal van kind tot kind. Sommige kinderen beginnen zeer laat door middel van lopen aan het vergroten van hun actieradius. Maar het zal dan ook niet verwonderen dat ze in een rechte lijn naar het uitgeko-

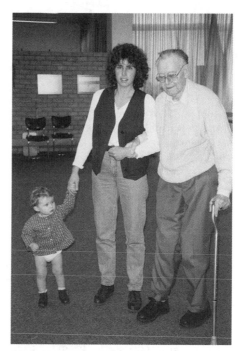

Afbeelding 3.11. De stahouding en het looppatroon verschillen naargelang de leeftijd.

zen doel lopen. Andere kinderen lopen erg vroeg en proberen al vallend en waggelend hun doel te bereiken, hun bipedaal lopen afwisselend met kruipen.

Langzaam ontwikkelt het gaan zich tot aan het einde van de adolescentie tot een heel persoonlijk gebeuren, afhankelijk van lichaamsbouw en karakter en op zodanige wijze dat het individu herkenbaar wordt aan zijn manier van voortbewegen.

Op oudere leeftijd is ook het gaan onderhevig aan het totale aftakelingsproces van het menselijk lichaam. Met het verstrijken der jaren wordt de neiging om te bewegen minder. Er is in een aantal gevallen heel duidelijk sprake van bewegingsarmoede. Ook de vermindering van combinatiemotoriek wordt steeds duidelijker. Een oudere die op straat een bekende ziet, draait zich niet ineens om en loopt ernaar toe. Hij staat eerst stil, groet en begint dan pas langzaam op de bekende toe te gaan.

Bij het lopen op oudere leeftijd noteren we een verkleinen van de staplengte en

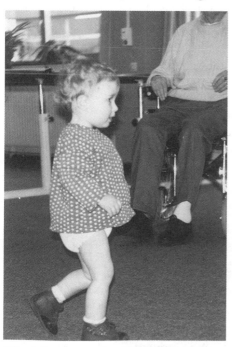

Afbeelding 3.10. Het looppatroon van een kind: van peuter naar kleuter.

stapfrequentie. De balansreacties zijn onzeker. De loopsnelheid ligt lager, het gangspoor is verbreed, de voet wordt bij het
neerplaatsen bijna onmiddellijk in foot-
flat gebracht, de bipedale fase is langer en
de flexie-extensie uitslag is minder groot
in heup en knie. De oudere vertoont verder een totaalflexiepatroon in romp en
grote gewrichten.

Uit onderzoeken bij gezonde ouderen
blijkt dat mensen met een onbeperkte actieradius een veel hogere loopsnelheid halen dan zij die aan huis gebonden zijn.
Over loopsnelheid vindt men cijfers tussen 42 m/min en 84 m/min (normaal
dus), waarbij mannen sneller lopen dan
vrouwen.

Het moderne maatschappijbeeld is niet
erg aangepast aan dit motorisch beeld van
de oudere. Uit een Zweeds onderzoek
blijkt dat 32% van de vrouwen en 72% van
de mannen slechts de 84 m/min halen.
Desondanks zijn de Zweedse voetgangers-
oversteeklichten ingesteld op een loopsnelheid van 84 m/min. Een snelheid dus
die velen, die niet meer over een auto beschikken en dus meer dan anderen tot de
voetgangers behoren, niet kunnen halen.

Een soortgelijk probleem doet zich voor
bij de instaphoogte van bus en tram. Ook
hier is de uitvoering meer ingesteld op de
modale consument dan op de oudere
vrouw, terwijl nu juist deze vaker van het
openbaar vervoer gebruik maakt.
(Uit: *Het verouderde bewegingsapparaat* van
J. Drukker).

3.10 Energieverbruik

3.10.1 Algemeen

Energie wordt gedefinieerd als het vermogen om arbeid te verrichten. De eenheid
is de kilocalorie (kcal) of kilojoule (kJ).
Arbeid is een kracht die over een bepaalde
afstand wordt uitgeoefend.

$$W = F \times s.$$

W = arbeid
F = kracht
s = afgelegde weg
Eenheid: de kilogrammeter (kg m).
Arbeidsvermogen wordt gebruikt om de
hoeveelheid arbeid aan te geven, die per
tijdseenheid is verricht.

$$\text{vermogen} = \frac{\text{arbeid}}{\text{tijd}}$$

of

$$P = \frac{F \times s}{t}$$

P = vermogen
F = kracht
s = afgelegde weg
t = tijdsduur verrichte arbeid

Eenheid: kilogrammeter/minuut of kilo-
grammeter/seconde (kgr m/min) of (kgr
m/s).

We zullen ons verder niet inlaten met
theoretische beschouwingen over hoe
precies de gebruikte energie wordt gemeten, maar meestal wordt dit gedaan volgens de indirecte methode van zuurstof-
meting, in tegenstelling tot de directe
methode, waarbij direct de warmtepro-
duktie wordt gemeten (zie par. 4.2.4 voor
meer informatie over energiemeting).

3.10.2 Energiekosten bij lopen van gezonde individuen

Over energiekosten en verbruik zijn heel
wat onderzoeken gedaan. MacDonald
vond het volgende: dikkere mensen gebruiken meer energie bij dezelfde wandel-
snelheid, maar als de snelheid wordt aangepast aan het gewicht is het gelijk aan dat
van minder zware mensen. Ouderdom en
lengte hebben geen effect, maar vrouwen
hebben over het algemeen een energieverbruik dat 10% lager ligt bij een gegeven
snelheid. Het energieverbruik stijgt als de
snelheid stijgt. De energie-uitgave, uitgedrukt in functie van snelheid, kan bepaald

worden als calorieën per gelopen meter per kilogram lichaamsgewicht:

$$Em = \frac{cal/min/kg}{snelheid\ m/min}$$

Het minste energieverbruik ligt duidelijk bij een snelheid van nul.

Als we kijken naar het energieverbruik per afgelegde meter, dan kunnen we iets zeggen over de optimale loopsnelheid. Het energieverbruik is heel erg hoog bij een heel lage loopsnelheid. Het energieverbruik daalt bij hogere snelheid tot een minimum is bereikt, daarna neemt het energieverbruik per meter weer toe. In de grafiek is dit weergegeven door een parabool.

Voor iedereen die loopt, passeert deze curve dus een minimum, welke uniek is voor deze persoon. Als een proefpersoon wordt gevraagd 'comfortabel' of 'natuurlijk' te lopen, zal hij een snelheid aannemen die in de buurt ligt van het punt waarbij een minimum energie-afgifte wordt gevraagd (Comfortable Walking Speed: cws).

Een gemiddeld persoon gaat met een snelheid van 80 m/min en verbruikt 0,063 kcal/min/kg en 0,000764 kcal/m/kg. Dit komt neer op 4,8 km/uur. Dit betekent bij een lichaamsgewicht van 70 kg een energieverbuik van ongeveer 4,5 kcal/min en 0,055 kcal/m.

Kcal/m is belangrijk in het onderzoek bij gehandicapten, omdat dit uitdrukt hoeveel energie er nodig is om een bepaald doel te bereiken. Een gehandicapte zal, omdat voor hem het gaan minder efficiënt verloopt, proberen zijn energieverbruik per tijdseenheid op normale waarden te houden, door trager te lopen. Echter, de hoeveelheid energie die nodig is om een bepaalde afstand te lopen, zal groter zijn dan normaal.

Het energieverbruik bij lopen op een helling van 10% ligt ongeveer op het dubbele van lopen op waterpasniveau.

Bij een helling van 20 - 25% wordt het energieverbruik verdriedubbeld. Bij een neerwaartse helling is het energieverbruik het laagst bij een helling van 10% en stijgt weer bij grotere hellingsgraden.

Extra gewicht in de vorm van extra kleding of uitrusting veroorzaakt een lineaire toename in het energieverbruik. Toegevoegd gewicht wordt het meest effectief op het hoofd gedragen, iets minder effi-

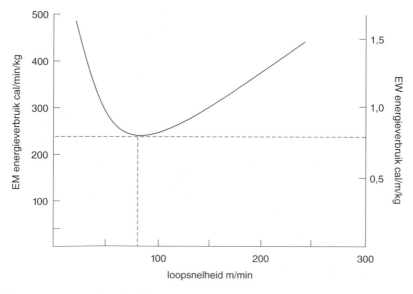

Afbeelding 3.12. cws of comfortable walking speed is ongeveer 80 meter per minuut.

ciënt op de rug, en nog minder efficiënt in de handen en het minst efficiënt op de voeten. De toevoeging van 1,133 kg (2,5 lb) vermeerdert het energieverbruik met 5 - 10%. Dit is te wijten aan enerzijds de grotere invloed van de zwaartekracht bij het op en neer bewegen van de voeten tijdens het lopen, en anderzijds aan de grotere massa die versneld en vertraagd moet worden aan het einde van het been.

Zachte of oneffen grond vermeerdert het energieverbruik tot 40% en meer.

Trap-oplopen vraagt 6 - 12 kcal/min. Een en ander is hier afhankelijk van lichaamsgewicht en snelheid. Trap-aflopen vraagt slechts een derde meer energie.

3.10.3 Het energieverbruik bij pathologisch voortbewegen in vergelijking met normaal lopen

■ *Immobilisatie van een gewricht*

Ralston heeft in 1965 onderzoek gedaan naar de immobilisatie van een gewricht. Hij vond dat immobilisatie van een enkelgewricht een toename in energieverbruik (Ee = Energy-expenditure in kcal/min/kg) veroorzaakt van 6%. Immobilisatie van beide enkels geeft 9% meer energieverbuik, wanneer de proefpersoon loopt op een cws van ongeveer 73 m/min.

Met een knie gefixeerd op 45 graden stijgt de Ee met 37%. Als de knie op nul graden is gefixeerd stijgt de Ee met 13%. De meest optimale hoek om een knie te immobiliseren werd gevonden op vijftien graden flexie. Dit vermeerdert het Ee met slechts 10%.

Heupimmobilisatie op nul graden geeft een Ee-toename van 13%, op dertig graden flexie slechts 6%.

Rompimmobilisatie veroorzaakt 10% meer verbruik, terwijl armbeperkingen geen significant effect hebben op het energieverbruik van het lopen.

Perry (1992) vindt bij enkelfixatie een verlies in efficiëntie van 8% (minder afstand voor dezelfde vo_2). Bij heupfixatie vindt zij een verlies in efficiëntie van 32% en bij kniefixatie van 24%.

■ *Hemiplegie*

Bij hemiplegie stijgt de Ee, maar de verschillende onderzoeksresultaten verschillen nogal van elkaar. Het belangrijkste onderzoek dienaangaande dateert uit 1970 en is van Coreoran.

Coreoran onderzocht een groep van vijftien hemiparese-patiënten zonder orthese, met kunstof onderbeenorthese en met metalen orthese.

De gemiddelde cws zonder orthese was 41 m/min of 46% langzamer dan de 80 m/min cws van normale personen.

De hemiparese-patiënt gebruikte 64% meer Ee per tijdseenheid op deze snelheid dan gezonde onderzoekspersonen op de-

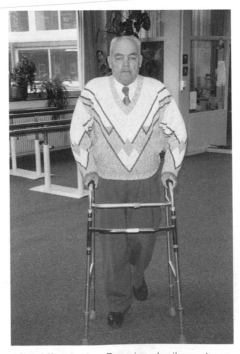

Afbeelding 3.13. Energieverbruik wordt mede bepaald door de aandoening, leeftijd, gewrichtsbeperking en conditie van de patiënt.

zelfde snelheid. Met metalen of kunstof orthese steeg de snelheid met 17% tot 49 m/min en de Ee/per tijdseenheid was eveneens verminderd van 10 - 13%.

Samenvattend uit verschillende onderzoeken kunnen we stellen dat de gemiddelde hemiplegische patiënt 46% langzamer loopt, 16% minder kcal/min verbruikt en 63% meer kcal/m verbruikt dan normale proefpersonen.

■ *Paraplegie*

Clinkingbeard en anderen komen in een onderzoek betreffende twee Th4- en twee Th12-patiënten, tot een loopsnelheid van 4,75 m/min en een Ee van negenmaal hoger dan gezonde personen.

In hetzelfde onderzoek, betreffende twee L1- en een L2-patiënten, komen zij tot een loopsnelheid van twintig m/min en een Ee die driemaal hoger is dan bij gezonde personen.

Mensen met lumbale laesies lopen vijf keer zo snel als personen met thoracale laesies en verbuiken 320 procent minder Ee/afstandseenheid.

Een onderzoek uit Hoensbroek beschreven door D. Beckers en anderen (1986) gaat over twaalf traumatische patiënten. Zij komen tot het resultaat dat de swing-through 38% meer zuurstofopname vraagt dan normaal lopen. Afhankelijk van de laesiehoogte is de Ee in kcal/m zeven- tot zeventienmaal groter dan normaal.

■ *Rolstoelrijden*

Rolstoelrijden vormt soms een alternatief voor lopen.

Een onderzoek van Hildebrandt en anderen vermeldt het volgende: een onderzoeksgroep bestaande uit dertig patiënten, die reeds minstens twee jaar rolstoelgebruikers waren. Achttien hiervan waren zowel gehandicapt aan de onderste extremiteit als de bovenste extremiteit.

Bij snelheden tussen 16,6 en 50 m/min was het netto Ee in kcal/min lager dan lopen op dezelfde snelheid.

Conclusie: er bestaat een lineaire relatie tussen snelheid van rolstoelrijden en Ee.

Een tweede onderzoek in rolstoelrijden komt van Glaser en collega's. Negen gezonde mannen rijden een rolstoel op 53, 70 en 83,3 m/min.

Conclusie: het Ee op elk van deze snelheden is niet significant verschillend van deze van lopen. De pols was wel significant hoger gedurende de rolstoelactiviteit op alle snelheden. Deze stijging is te verklaren door het feit dat de pols meer stijgt bij gebruik van de bovenste extremiteiten dan bij gebruik van de onderste extremiteiten, ondanks dat er gelijke arbeid wordt verricht.

Met de huidige moderne lichtgewichtrolstoelen rijden topsporters sneller de marathon dan de valide lange-afstandslopers.

■ *Amputaties*

Een en ander betreffende amputaties is in deze paragraaf gebaseerd op een literatuuronderzoek van Fisher en Gullickson, gepubliceerd in de *Archives of Physical and Medical Rehabilitation* in 1978; vol. 59.

Hoe meer gewrichten en spieren verloren zijn en vervangen door een prothese, hoe groter het verlies van normale locomotorische mechanismen en daaruitvolgend hoe groter het energieverbruik bij voortbeweging en hoe groter de graad van handicap.

De gepubliceerde gegevens over energieverbruik van lopen op verschillende amputatieniveaus, of zelfs op hetzelfde niveau zijn moeilijk te vergelijken en samen te vatten wegens de te kleine onderzoekspopulatie, de variërende loopsnelheden en variaties in de onderzoeksmethodiek.

Samengevat kan men stellen dat de gemiddelde onderbeengeamputeerde 36% langzamer loopt, 2% meer kcal/min en 41% meer kcal/m verbruikt.

Waters deed in 1973 een onderzoek onder dertien vasculaire en veertien traumati-

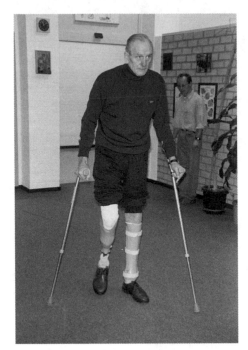

Afbeelding 3.14. Een patiënt met bilaterale amputatie: rechter onderbeen en linker voet (syme).

sche onderbeengeamputeerden (OB). De Ee/min was dezelfde als bij gezonde individuen, maar de snelheid van de vasculair geamputeerden was 41% minder dan die bij de gezonde groep en de Ee was 55% meer kcal/m. De traumatisch geamputeerden liepen slechts 13% langzamer en verbruikten 25% meer Ee kcal/m.

De gemiddelde beengeamputeerde (met de term beengeamputeerde wordt de patiënt met een amputatie op dijbeenniveau bedoeld) (B) loopt 43% langzamer en verbruikt 5% minder kcal/min en 89% meer kcal/m.

Erdman vergeleek hippen met krukken met het lopen met een prothese. Hij concludeerde dat er minder zuurstofverbruik was bij het hippen dan bij het lopen met prothese. Er was wel een hartslagverhoging van 39% bij het kruklopen. De prothesefitting en de toestand en de leeftijd van de patiënt vormden bij dit onderzoek belangrijke variabelen.

Een laatste en belangrijk onderzoek uit 1979 van Huang en anderen vermeldt een zuurstofverbruik bij een dubbelzijdig beengeamputeerde van 280% meer dan bij de gezonde proefpersoon!

Waters en anderen voerden een interessant vergelijkend onderzoek uit in verband met loopsnelheden en Ee onder zeventig traumatisch en vasculair geamputeerden. Conclusies:

1 de traumatisch geamputeerden lopen sneller dan de vasculair geamputeerden:
   - traumatisch OB 71 m/min;
   - vasculair OB 45 m/min;
   - traumatisch B 52 m/min;
   - vasculair B 36 m/min;
2 de Ee per afstandseenheid ligt bij de traumatisch geamputeerde beduidend lager;
3 hoe lager het amputatieniveau, hoe groter de loopsnelheid en hoe lager de Ee/meter;
4 hippen met krukken. De zuurstofopname en de hartslag stijgen in vergelijking tot het lopen met de prothese.
5 amputeren op onderbeenniveau is essentieel voor de oudere patiënt met vasculaire problemen, gezien de enorm hoge Ee bij amputatie van het gehele been.

■ *Samenvatting*

Jammer genoeg is een aantal onderzoeken niet met elkaar te vergelijken, omdat er onvoldoende gestandaardiseerd werd gewerkt. Toch kunnen de volgende algemene conclusies worden getrokken worden:

1 Een normale gezonde persoon loopt met een snelheid van 80 m/min en verbruikt 0,0053 kcal/min/kg en 0,000764 kcal/m/kg.
2 De gemiddelde onderbeengeamputeerde loopt 36% langzamer, verbruikt 2% meer kcal/min en 41% meer kcal/m.
3 De gemiddelde beengeamputeerde loopt 43% langzamer, verbruikt 5%

minder kcal/min en 89% meer kcal/m.

4 Voor paraplegie-patiënten geldt gemiddeld dat thoracale laesies negen keer zoveel energie per afstandseenheid verbruiken en slechts 6% van de normale loopsnelheid presteren.

Lumbale laesies verbruiken nog steeds drie keer zoveel energie per afstandseenheid en hebben een loopsnelheid die ligt op een kwart van het normale individu.

5 De hemiplegie-patiënt loopt 46% langzamer, verbruikt 16% minder kcal/min en 63% meer kcal/m.

6 Normale en gehandicapte mensen kiezen een loopsnelheid welke het meest efficiënt is in termen van Ee (kcal/min).

7 Gehandicapten verminderen hun loopsnelheid zodanig dat hun Ee (kcal/min) vermindert tot normale waarden.

8 Hoe meer iemand gehandicapt is, hoe meer verlies er is van normale loopfuncties, hoe meer Ee per afstandseenheid nodig is om te lopen en hoe minder efficiënt het lopen zelf wordt.

9 Er is geen significant verschil in Ee tussen rolstoelrijden en lopen. Er is wel een behoorlijk hogere hartslag bij rolstoelrijden.

Literatuur

Beckers, e.a. De sta- en looptraining bij mensen met een dwarslaesie. Nederlands Tijdschrift voor Fysiotherapie 1986; 16/5: 110 - 114.

Czerniecki, J. Foot and ankle biomechanics in walking and running, a review. American Journal of Physical Medicine and Rehabilitation 1988; 246-252.

Deckers, J. Gevolgen van prothesekeuze voor de fysiotherapeutische behandeling. Uit: Boerhaave ISPO-cursusboek, Leiden, 1982.

Deckers, J. De geriatrische bovenbeenprothese. Uit: Amputatie en prothesiologie van de onderste extremiteit, deel 2. RUG/AZG, Groningen, 1992.

Drukker, J. Het verouderde bewegingsapparaat.

Engstrom, B., e.a. Physiotherapie for Amputees - The Roehampton Approach. Churchill Livingstone, Edinburgh, 1993.

Faber, H. Energie-uitwisseling en schokdemping tijdens het gaan. Versus 1995: 13/1: 23 - 41.

Fisher, S.V., e.a. Energy cost of ambulation in health and disability - A literature review. Archives of Physical and Medical Rehabilitation 1978: 59.

Huang, C.T. Amputation: energy cost of ambulation. Archives of Physical and Medical Rehabilitation 1979; 60: 18 -24.

Hughes, J. Normal and Pathological Gait. Uit: Lower Limb Prosthetics. University of Strathclyde, Glasgow, 1979.

Inman, V.T., e.a. Human Walking. Williams and Wilkins, Baltimore, 1981.

Jongbloed. Motorisch functioneren bij de bejaarde. Uit: Boerhaave - ISPO-cursusboek, Leiden, 1982.

Kaphingst, W. Biomechanik und Prosthetic. Uit de reeks: Grundlagen der Biomechanik für Orthopädietechniker Seminar, Teil C. Orthopädie-Technik, Dortmund, 1988.

Little, H. Gait analysis for physiotherapie departments. Physiotherapie 1981.

Mandic, V. Probleme der Oberschenkelprotheseversorgung im Alter. Orthopädie - Technik u/76, Dortmund, 1976: 211-213.

Mathias, S. Balance in elderly patients: the 'get-up and go' test. Archives of Physical and Medical Rehabilitation 1986; 67: 387–389.

Mozer, D. Die Rehabilitation beim alten Menschen. H.H. Mathias. Rehabilitation 1985; 24.

Nowroozi, F., e.a. Energy expenditure in hip disarticulation and hemipelvectomy amputees. Archives of Physical and Medical Rehabilitation 1983; 64: 300 - 303.

Perry, I. Gait analysis. Slack Incorporated, Thorofare, 1992.

Schuman, J.E. Geriatric patients with and without intellectual dysfunction: effectiveness of a standard rehabilitation program. Archives of Physical and Medical Rehabilitation 1981; 62: 612 - 618.

Steinberg, F.V. Prosthetic rehabilitation of geriatric Amputee Patients. A Follow-up study. Archives of Physical and Medical Rehabilitation 1985; 66: 742 - 745.

Veen, P. van de. Syllabus biomechanica. Enschede, 1995.

Vittas, e.a. Body Sway in B.K. Amputees. Prosth and Orth Int 1986; 139 - 141.

Waters, e.a. Energy cost of Walking of Amputees - The influence of level of amputation. Journal of Bone and Joint Surgery 1976; 58A.

Whittle, M. Gait analysis: an introduction. Butterworth-Heinemann, Oxford, 1991.

Williams, M., e.a. Biomechanics of human motion. Saunders, Philadelphia, 1977.

Winter, D. Biomechanics and motor control of human gait: normal, elderly and pathological. University of Waterloo Press, Waterloo, 1991.

Winter, D. The biomechanics and motor control of human gait. University of Waterloo Press, Waterloo, 1989.

4   Methode van loopanalyse

4.1   Inleiding

De laatste decennia is veel wetenschappelijk onderzoek gedaan om het normale en het pathologische lopen vast te leggen.

In het bestek van dit werk kunnen we onmogelijk ingaan op al deze onderzoeksmethoden. Graag verwijzen wij hiervoor naar een aantal basiswerken en onderzoeken, zoals in Rancho Los Amigos, Los Angeles (Perry, 1992) en in Lublijana (Stallik e.a., 1977). Vooral het werk: *Gait analysis* van Jacqueline Perry is het vermelden waard.

In de Duitse literatuur vinden wij een verzameling artikelen in het boekwerk: *Gangbildanalyse*, gepubliceerd aan de universiteit van Berlijn in samenwerking met Otto Bock (Bünnik U., 1990).

Globaal kan men de onderzoeksmethode qua loopanalyse onderverdelen in meer *objectieve* meetmethoden en de eerder *subjectieve* loopanalyse (Geurts, 1988).

Bij de *objectieve* onderzoeksmethode probeert men met behulp van apparatuur en technische metingen een aantal parameters of variabelen vast te leggen. De onderzoeker verzamelt de gevonden gegevens, verwerkt ze en trekt conclusies. De meeste van deze meetmethoden zijn ontwikkeld voor experimenteel of fundamenteel wetenschappelijk onderzoek naar het menselijk lopen.

Deze objectieve meetmethoden registreren gegevens, die meestal slechts een facet of een deelfacet van de loopanalyse vastleggen.

Objectieve metingen vereisen dure apparatuur en zijn meestal te tijdrovend voor de dagelijkse behandeling. Bovendien zijn de metingen technisch vaak erg complex en financieel niet haalbaar voor de 'gewone' therapeut. Door middel van experimenteel wetenschappelijk onderzoek zijn belangrijke parameters vastgelegd die ook van grote klinische waarde zijn. In de verdere beschrijving en indeling van deze objectieve onderzoeksmethode beperken we ons dan ook tot de belangrijkste en meest waardevolle onderzoeksmethoden voor de dagelijkse praktijk.

Bij de *subjectieve* loopanalyse baseren de therapeut en de onderzoeker zich eerder op eigen metingen en vooral de visuele analyse van het looppatroon. Deze subjectieve onderzoeksmethoden kennen hun oorsprong in de klinische praktijk en hebben enkele voordelen. Deze methoden zijn vaak gebruiksvriendelijk, kosten weinig, observeren het totale looppatroon, hebben een grote binding met de behandeldoelstellingen en zijn gemakkelijk te leren. Subjectieve onderzoeksmethoden hebben echter een geringe wetenschappelijke waarde, daar ze niet betrouwbaar zijn; in het bijzonder de betrouwbaarheid van de interbeoordelaar is beperkt. Daarom heeft een aantal onderzoekers geprobeerd om deze subjectieve onderzoeksmethoden te systematiseren en zo de validiteit van deze methoden te vergroten.

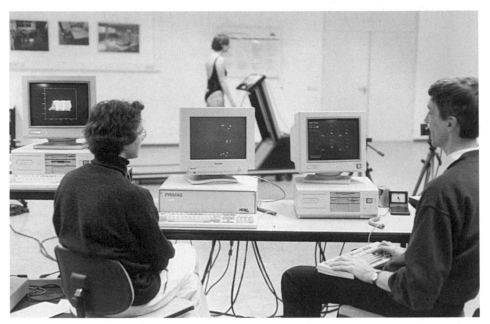

Afbeelding 4.1.   Onderzoekers verwerken gegevens van het normale lopen. Driedimensionale ganganalyse in het bewegingslaboratorium van het Instituut voor Revalidatievraagstukken (IRV) in Hoensbroek.

4.2   Objectieve onderzoeksmethoden

Objectieve onderzoeksmethoden kan men globaal onderverdelen in: (Perry, 1992)

1   het registreren en meten van bewegingen;
2   het onderzoeken van de spieractiviteit gedurende het gaan door middel van dynamische elektromyografie;
3   kracht- en drukmetingen tijdens de standfase en de pas- en stapvariabelen tijdens het lopen;
4   het energieverbruik tijdens het lopen.

Al deze genoemde onderzoeksmethoden meten slechts een deelfacet van het totale lopen. Hierbij dient men voor ogen te houden, dat men tijdens de testsituatie in een laboratorium vaak een aantal storende variabelen kent, in vergelijking met het natuurlijk lopen.
Toch heeft de verzameling van alle objectieve testgegevens een waardevolle betekenis voor de klinische looprevalidatie.

Bij de beschrijving van de verschillende objectieve onderzoeksmethoden wordt dan ook steeds een samenvatting van relevante en waardevolle gegevens voor klinische observatie en behandeling gegeven.

4.2.1   Het meten van bewegingen

Veel onderzoekers hebben geprobeerd de bewegingen tijdens het lopen te analyseren en deze gegevens vast te leggen. Loopbewegingen zijn op verschillende manieren meetbaar. Men kan eenvoudigweg hoekmetingen uitvoeren op denkbeeldige gewrichtsassen in de drie vlakken (transversale, sagittale en frontale vlak). Dit kan bijvoorbeeld door gebruik te maken van gradenbogen of markeringen van vaste punten op de huid, waardoor men elke hoekstand en elke hoeksverandering tijdens elke fase van de loopcyclus kan vastleggen. Men kan deze hoekveranderingen op eenvoudige wijze fotografisch vastleggen.

Een andere gebruikte techniek is het fotograferen van de markeringen onder een bepaalde snelheid of met een stroboscopisch licht (lichtflitsen onder een bepaalde frequentie). Wanneer men deze beelden achter elkaar projecteert, ontstaat een goede indruk van de belangrijkste bewegingselementen van het lopen.

In moderne onderzoekstechnieken wordt gebruik gemaakt van driedimensionale metingen door opstelling van twee of drie video-camera's. Deze zijn rechtstreeks verbonden met computers, die de gegevens via een aangepast programma vertalen in duidelijke schema's en grafische afbeeldingen. Afwijkingen van normale waarden worden direct geregistreerd en visueel op scherm weergegeven.

Naast hoekmetingen kan men dan vaak ook direct afstandsvariabelen, zoals paslengte en loopbreedte aflezen. De gegevens worden direct door de computer verwerkt.

Bij normaal lopen zijn de bewegingen in de gewrichten in directe relatie met de loopsnelheid. In afbeelding 4.3 wordt grafisch weergegeven hoeveel hoekveranderingen plaatsvinden gedurende de loopcyclus.

Naast de bovengenoemde technieken van registratie is voor de dagelijkse praktijk ook videoregistratie interessant. Zowel de patiënt als de therapeut kunnen met behulp van video-opnamen het looppatroon goed analyseren. Slow-motion kan hierbij een hulpmiddel zijn.

4.2.2 Het meten van spieractiviteit tijdens het lopen

De meest gebruikte meetmethode om spieractiviteit te registreren is de dynamische elektromyografie, met behulp van huidelektroden of naaldelektroden. De geregistreerde elektrische signalen geven een indruk van de volgorde, kracht en intensiteit van de spieracties gedurende de loopcyclus. Deze EMG-signalen kunnen manueel, elektronisch of via computerprogramma's gekwantificeerd worden en geven zo een redelijk objectief beeld van

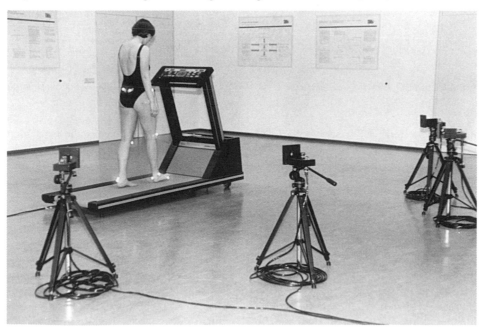

Afbeelding 4.2. Camera's registreren de bewegingen van de proefpersonen via de aangebrachte reflecterende punten of 'markers'.

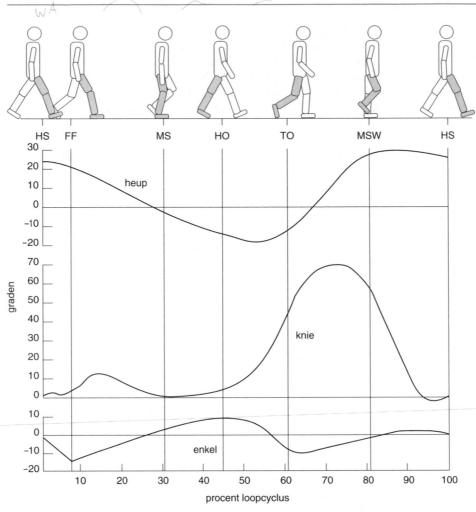

Afbeelding 4.3.   Gewrichtsbewegingen in het sagittale vlak van heup, knie en voet gedurende de loopcyclus.

de spieractiviteit. Elektromyografie heeft voornamelijk experimentele waarde. Voor de patiënt heeft deze methode een diagnostische en vooral prognostische betekenis. De relevantie voor de fysiotherapie en de looptraining is vaak gering.

Onderzoek heeft nochtans duidelijk aangetoond welke spiergroepen op welk moment actief zijn in de loopcyclus. Dit heeft onder meer een positieve bijdrage geleverd aan de ontwikkeling van de FES (functionele elektrostimulatie). Dit houdt in het toepassen van elektrostimulatie op verlamde spieren om een bepaalde functie – in casu hier loopfunctie – te stimuleren.

Op basis van elektromyografie weet men immers op welk moment tijdens het lopen een bepaalde spier actief hoort te zijn. Hierdoor kan men computerprogramma's maken, die zenuwimpulsen nabootsen en via oppervlakte-elektroden of huidelektroden spieren activeren. Een eenvoudig voorbeeld van deze functionele elektrostimulatie is bijvoorbeeld de peroneus-stimulator, die de zwaaifase bij een verlamde peroneuszenuw en de voetheffing stimuleert. In de regel wordt deze peroneus-stimulator geactiveerd door de steunfase aan het gezonde been door een druksensor in de schoen.

Soortgelijke, doch meer complexe stimulatoren kunnen er in de toekomst toe leiden, dat mensen met gedeeltelijke of complete verlammingen in de onderste extremiteiten beter kunnen lopen.

Op dit vlak deed een aantal onderzoekers baanbrekend werk: bijvoorbeeld Petrofski in Californië.

In een samenwerkingsverband tussen de universiteit van Twente en het revalidatiecentrum 't Roessingh in Enschede vindt op dit gebied experimenteel onderzoek plaats, dat steeds meer aan therapeutische waarde en betekenis wint. Het schema uit afbeelding 4.5 is gebaseerd op gepubliceerde gegevens van onderzoekers die EMG's maakten. In dit schema is te zien welke spieractiviteiten optreden tijdens de loopcyclus (Perry, 1992) (Winter, 1989).

De rompspieren spelen een belangrijke rol tijdens de loopcyclus, ze stabiliseren zowel de romp als het bekken. Het gaat vooral om de rugstrekkers, de quadratus lumborum en de schuine buikspieren die vooral een stabiliserende functie hebben ten opzichte van het bekken.

Tijdens de standfase moeten de rompspieren aan de hetero-laterale zijde actief aanspannen om het bekken te stabiliseren en de zwaaifase aan die zijde mogelijk te maken.

Bij het eerste hielcontact worden de gluteus maximus en de hamstrings actief en verhinderen een verdere flexiebeweging in de heup. De knie is bij deze heel-strike zo goed als volledig gestrekt en zal daarna licht in flexie toenemen onder controle van de hamstrings. De voetheffers zijn tijdens de zwaaifase actief en zullen bij het eerste hielcontact excentrisch de dorsaalflexie controleren. Bij de eerste gewichtsname op het been in het begin van de standfase, blijven de gluteus maximus en de hamstrings de heup controleren en de knie neemt toe in flexie onder controle van de quadriceps femoris. Deze extensorcontrole heeft vooral een functie in de zin van schokdemping.

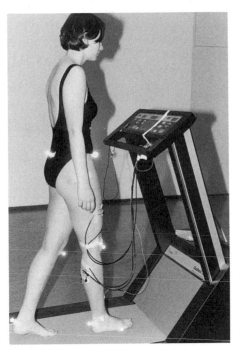

Afbeelding 4.4. Dynamische elektromyografie van m. quadricps femoris en m. gastrocnemius. (Bewegingslaboratorium IRV, Hoensbroek.)

In mid-stance neemt de functie van strekkers, gluteus maximus en quadriceps af, daar knie en heup zo goed als volledig gestrekt zijn en vanaf mid-stance worden de kuitspieren actief. De kuitspieren, samen met de tibialis posterior en teenflexoren vertonen een maximale inspanning wanneer de hiel loskomt van de vloer.

Deze spieren hebben een belangrijke functie in het verplaatsen van het zwaartepunt voorwaarts en omhoog. De quadriceps is actief, direct na heel-strike, het hielcontact en werkt dan als een schokopvanger door de knie te controleren tot ongeveer $15°$ flexie, net voor mid-stance. Gedurende het einde van de standfase is de rectus femoris weer actief en leidt de pendelbeweging van het onderbeen het begin van de zwaaifase in (acceleration).

Alle voetheffers, zoals de extensoren van de tenen, de tibialis anterior, hebben aan het begin van de standfase een actieve functie en controleren daar de excentri-

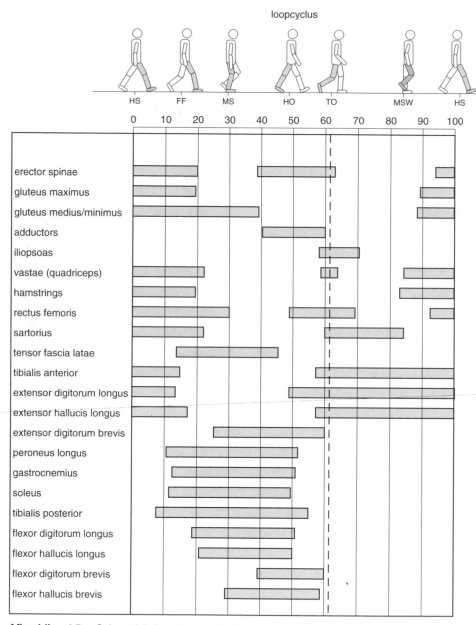

Afbeelding 4.5.   Spieractiviteit gedurende de loopcyclus.

sche plantairflexie. Ook aan het einde van de standfase worden deze wederom actief op het ogenblik dat de zwaaifase begint. De kniebuigers zijn in het begin van de standfase actief en controleren heup en knie. Op het einde van de standfase hebben zij een functie bij de afstoot ofwel het afrollen en het voorwaarts bewegen van

het zwaartepunt van het lichaamsgewicht. Gedurende het einde van de zwaaifase remmen zij de heupflexie en knie-extensie af (deceleration). De abductoren (gluteus medius/gluteus minus) zijn vooral actief tijdens de standfase en verhinderen dat het bekken aan de andere zijde naar beneden zakt. Ze werken samen met de lateroflexoren van de andere zijde en maken zo de zwaaifunctie van het andere been mogelijk. Ze voorkomen een Trendelenburg-beweging.

De iliopsoas is als heupbuiger actief in het begin van de zwaaifase, samen met de sartorius. De adductoren zullen vooral op het einde van de standfase actief zijn, als tegenkracht van de abductoren en dienen als stabilisator van het rompgewicht boven het been.

Bovengaande spieractiviteit is slechts een eenvoudige weergave van het samenspel tussen alle agonisten en antagonisten, contracties en ontspanningen tijdens de loopcyclus.

4.2.3 Drukmetingen, pas- en stapvariabelen

Tijdens de belasting van het been bij de standfase kan men krachten en drukken meten. Meestal gebeurt dit met behulp van druksensoren in de schoen of onder de voet. Er zijn sensoren die aan de voet zijn vastgemaakt of sensoren, die op de vloer liggen. Afhankelijk van de meettechniek kan men dan een aantal pasvariabelen en drukmetingen uitvoeren. Wanneer men gebruik maakt van vloersensoren door iemand over een krachtplatform te laten lopen, kan men stap- en pasvariabelen (zoals staplengte, belasting op het stabeen, bewegingen van het zwaartepunt en de krachten op de vloer) registreren. Zo werd onderzocht hoe het lichaamsgewicht over de voet afrolt.

Via deze druk- en krachtmetingen is het mogelijk een aantal tijds- en afstandsvariabelen vast te leggen, bijvoorbeeld stapfrequentie per minuut, stapgrootte, gangbreedte, kracht van afstoot, afwikkeling enzovoort. Deze gegevens kunnen tegenwoordig via een computer op het scherm visueel en didactisch goed worden voorgesteld.

Zo kan bijvoorbeeld de verplaatsing van het zwaartepunt in het horizontale vlak grafisch en visueel goed worden voorge-

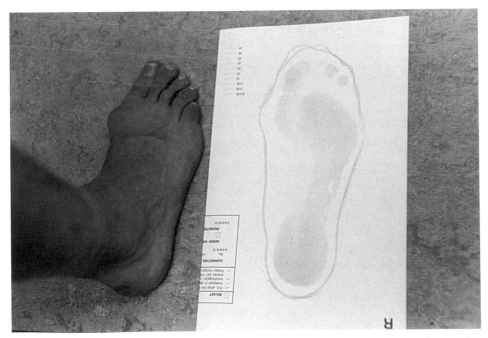

Afbeelding 4.6. Inktafdruk: voet met hallux valgus, lichte platvoetneiging en een doorgezakte voorste voetgewelf.

steld of uitgeprint. Normaalwaarden kan men vergelijken met pathologische waarden.

De betekenis van deze drukmetingen hebben naast een experimenteel karakter ook waarde voor onze therapie. De hiel- en voorvoetbelasting kan afzonderlijk worden bepaald. De gradatie van de belasting kan bij een aantal aandoeningen voor zowel de patiënt als de therapeut met behulp van een feedback-systeem bruikbaar zijn in de therapie. Momenteel zijn er bijvoorbeeld apparaatjes op de markt, die de druk onder de voet meten en onderscheid kunnen maken tussen hiel- en voorvoetbelasting. Deze apparaatjes geven een alarmsignaal bij onder- of overbelasting. De signalen zijn afstelbaar en kunnen via een normale weegschaal worden ingesteld. Zo kan men bij een patiënt met een fractuur de belasting op het aangedane been registreren. Tijdens de looptraining krijgen de patiënt en therapeut daardoor informatie over de optimale belasting van het been.

Een andere eenvoudige techniek, zoals de inktafdrukken door de schoenmaker gebruikt of het gebruik van een podoscoop, geeft een indruk van de voetbelasting tijdens het lopen of staan.

Het zijn waardevolle gegevens, vooral ook voor eventueel orthopedisch schoeisel.

4.2.4 Het energieverbruik tijdens het lopen

Spiercontracties tijdens het lopen zijn slechts mogelijk door de aanvoer van energie, een krachtbron vanuit ons voedsel. Koolhydraten, eiwitten en vetten worden omgezet in warmte en bewegingsenergie. Energie kan dan ook gedefinieerd worden als het vermogen om arbeid te verrichten. Deze arbeid wordt uitgedrukt in kg/meter: dit houdt in de arbeid die nodig is om een kilogram (kg) een meter omhoog te brengen. Het vermogen of de arbeid per tijdseenheid wordt uitgedrukt in watt. Men heeft bere-

kend dat, als een man van ongeveer 70 kg een liter zuurstof verbruikt, hij een energie van 5 kcal produceert. In theorie kan hij hiermee een arbeid verrichten van ongeveer 2130 kg/meter, maar in de praktijk zal in het menselijk lichaam bij deze energieproduktie ongeveer 75-80% in warmte worden omgezet. Het meten van de mechanische energie en warmte-energie bij bewegen is een vrij complex geheel. Daarom meet men meestal het energieverbruik via de indirecte methode van zuurstofgebruik.

Het maximale zuurstofgebruik per minuut bedraagt bij een niet-getraind persoon ongeveer 3 liter/min., maar kan oplopen tot 6 liter/min. bij goed getrainde personen. Het berekenen van deze maximale vo_2 is een goede indicator van arbeidsvermogen en fysieke fitness. Dit wordt in de topsport dan ook veel gebruikt.

De zuurstofopname kan men tijdens het lopen meten door middel van een open of gesloten spirometrie. De Douglas-zak is de klassieke gesloten meting die bij het lopen de meeste lichaamsbeweeglijkheid toelaat. De verhouding tussen het volume kooldioxide, dat per minuut wordt uitgeademd (vco_2) en het volume zuurstof, dat in dezelfde tijd wordt opgenomen (vo_2) wordt de respiratorische gasuitwisselingsverhouding of quotiënt genoemd (RQ).

De voedingsstoffen bevatten dus energie, die via scheikundige processen vrijkomt. Eigenlijk beschikt het lichaam over drie energiebronnen waarvan er twee energie kunnen leveren zonder direct zuurstof te verbruiken (anaëroob). Het zijn de afbraak van ATP, voornamelijk gebruikt bij maximale arbeid en de anaërobe glycolyse. Bij zuurstoftekort ontstaat melkzuur en verandert het lactaatgehalte in het bloed. Ons lichaam doet hiervoor een beroep op het aërobe energieproduktiesysteem. Hierdoor wordt geen zuurstofschuld opgebouwd.

Onderzoekers gebruiken vaak verschillende testprocedures, hierdoor is onderling vergelijken vaak moeilijk. MacDonald vond dat de meeste mensen graag wandelen met een snelheid, waardoor zij geen zuurstofschuld opbouwen. Hierdoor lopen dikkere mensen spontaan trager dan minder zware mensen (comfortable walkingspeed of cws). Een normaal persoon gaat gemiddeld met een snelheid van 80 m/min. en verbruikt ongeveer 0,063 kcal/min/kg. Dit betekent voor een lichaamsgewicht van ongeveer 70 kg een snelheid van ongeveer 5 km/uur en een energieverbruik van ongeveer 4½ kcal/min. Dit komt overeen met ongeveer 0,055 kcal/meter. Deze benodigde energie/meter is belangrijk in het onderzoek bij gehandicapten omdat dit uitdrukt hoeveel energie nodig is per afstand die moet worden afgelegd.

4.3 Subjectief looponderzoek

Naast de objectieve analysemethoden zijn de subjectieve onderzoeksmethoden vooral van betekenis voor de klinische praktijk. De onderzoeker en behandelaar maken meestal gebruik van hun eigen waarnemingen om het lopen kwalitatief te beoordelen. Als referentiekader geldt in de regel het normale looppatroon, zoals in hoofdstuk 3 werd beschreven. Hierbij moeten wij ons echter de vraag stellen of wij wel bij alle patiëntengroepen het normale loopbeeld als streefdoel moeten hanteren (bijvoorbeeld de 'complete' dwarslaesiepatiënt).

Naast het toetsen aan de normale waarden

> *Bij de differentiële diagnose en therapie van loopstoornissen zien we dat we naast lichamelijke aspecten ook psychische en psychosociale aspecten kunnen beoordelen, we kunnen aldus de mens als totaal inschatten.*
>
> (Brückl, R., 1994)

> *Binnen dit meer-dimensionale denken en behandelen past ook het beoordelen van het looppatroon binnen de belastbaarheid van de patiënt. Onderzoeken en behandelen van loopstoornissen binnen dit meer-dimensionale belastings-/belastbaarheidsmodel leidt ertoe dat een therapeut rekening houdt met de op dat moment bestaande gezondheidstoestand van de patiënt, de vaardigheden van zijn eigen kunnen en het correct aanwenden van de loophulpmiddelen.*
>
> (Bernards, A., Hagenaars, L., Oostendorp, R., 1994)

lijkt het zonder meer zinvol om de subjectieve beoordeling ook multi-dimensionaal te bekijken.

We noemen hier enkele andere dimensies zonder verder in detail te treden. Als eerste is het zinvol om het afwijkend looppatroon te plaatsen binnen het SBH-model.

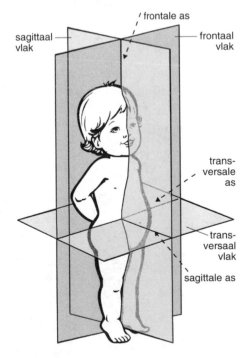

Afbeelding 4.7. Analyse kan in drie bewegingsrichtingen.

SBH = stoornis beperking handicap-model, waarbij eenzelfde afwijking niet zonder meer dezelfde betekenis op handicapniveau hoeft te hebben.

Zo zal een afwijkend looppatroon voor een bouwvakker veel grotere sociale consequenties hebben dan voor een secretaresse, in die zin dat beroepsuitoefening bij deze laatste wel mogelijk is. Ook binnen de looptraining, zie hoofdstuk 5, is het hanteren van dit SBH-model uiterst zinvol.

Wanneer men alle bovengenoemde facetten in een subjectieve loopanalyse-methode wil vatten, zou dit de betrouwbaarheid van deze schaal ernstig benadelen. In de literatuur vindt men dan ook meestal subjectieve beoordelingsschalen, die het looppatroon individueel toetsen aan de normaalwaarde van het symmetrische lopen.

Subjectief looponderzoek heeft een grote relevantie met de praktijk, wordt in de regel probleemgericht toegepast en heeft een grote binding met de behandeldoelstellingen. Een gedetailleerde visuele observatie is in staat een pathologisch looppatroon completer te beoordelen dan de meeste objectieve meetmethoden. De validiteit en betrouwbaarheid van een subjectieve meetschaal valt of staat met de systematiek van het te hanteren model en met de uniformiteit, scholing en instructie. Een eenvoudigere subjectieve beoordeling zou men kunnen doorvoeren door enerzijds statische onderzoeksgegevens te observeren en deze anderzijds te combineren met de observaties van de meest voorkomende loopafwijkingen, zoals deze gedefinieerd worden door Wittle (Wittle, 1991).

Voor de loopanalyse is zowel een statische als een dynamische observatie noodzakelijk.

4.3.1 De statische observatie

Naast de gegevens, die men verkrijgt uit de anamnese, mobiliteits- en spierstatusonderzoek is ook de observatie in rust belangrijk voor de latere dynamische analyse.

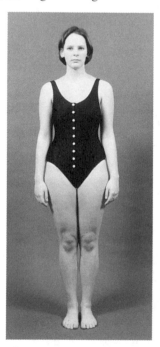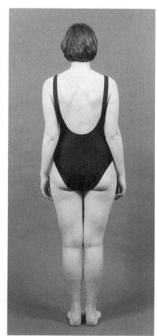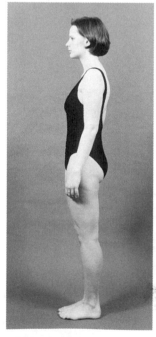

Afbeelding 4.8a,b,c.   Statische observatie in voor-, achter- en zij-aanzicht.

In rust bekijkt men de patiënt qua statiek in voor-, achter-, en zij-aanzicht. Bij deze statische analyse kan men het beste uitgaan van een links/rechtsverschil, waarmee het kijken naar de asymmetrie wordt bedoeld.

In afbeelding 4.8a-c zijn de belangrijkste aandachtspunten gevisualiseerd. Observatie geschiedt het best van centraal naar distaal.

In vooraanzicht of frontaal vlak kijkt men in rust naar de stand van het hoofd, naar de schouderhoogte, naar de borst- of tepelhoogte, naar de bekkenstand vooral ter hoogte van de spina iliaca superior anterior (SISA), naar de hoogte van de knieschijven, de knieën, naar het raakpunt van de kuiten en naar de stand van de enkels.

Bij observatie van de achterkant kijkt men eveneens naar de hoofdstand, schouderhoogte en wervelkolom. Bij de wervelkolom kijkt men naar de taille-driehoek, de oksel, de eventueel aanwezige scoliose, de stand van de scapula en naar de crista iliaca. Men observeert de bilnaden, de bilplooi, trochanter, de varus- of valgusstand van de knieën, de knieplooien en de achillespezen.

In het sagittale vlak of zij-aanzicht controleert men of alle assen van schouder, schoudertop, van heup ter hoogte van trochanter major, van knie en enkel ongeveer op een verticale lijn liggen. Men observeert een versterkte of verminderde kyfolordose, de positie van de schoudergordel, de stand van het bekken, de knieën, de voeten en de positie van het hoofd. In de regel loopt de loodlijn van het oor naar net iets voor de enkel. De gewrichtsassen van de schouder, heup en knie liggen net achter deze loodlijn.

4.3.2 De dynamische inspectie of observatie

Een uitvoerige subjectieve loopanalyseschaal is de RLAH-schaal (Perry e.a., 1978, 1992 en Geurts, 1988). Deze RLAH-schaal richt zich op het herkennen van pathologische gangafwijkingen per lichaamsdeel en is opgebouwd uit 48 testitems. Deze 48 items dient men te beoordelen op hun aan- of afwezigheid gedurende de loopcyclus. De analyse gaat uit van één aangedane lichaamshelft. Bilaterale problemen scoort men met links of rechts (L) (R). Naast het scoren van deze 48 basisonderdelen op hun aan- of afwezigheid beoordeelt men ook de staplengte, asymmetrie in de standfase, arm- en hoofdbewegingen en eventueel andere aanvullende facetten.

Door het toepassen van deze systematiek wint deze lijst aan validiteit en betrouwbaarheid. Geurts onderzocht de interbeoordelaar-betrouwbaarheid van deze RLAH-lijst en vond een kappa-waarde van 0,46, hetgeen als redelijk beschouwd mag worden. In Nederland, onder andere in het Academisch Ziekenhuis Nijmegen St. Radboud, gebruikt men een variant van deze schaal. Ook in de cursus 'Functionele looptraining' wordt deze schaal gehanteerd.

Andere indelingen, die in de literatuur gehanteerd worden wat betreft subjectieve observatieschalen zijn bijvoorbeeld de indeling naar loopwijzen en bijbehorende stoornissen (Verstappen, 1990).

Een minder gedetailleerde, maar snellere analyse kan worden uitgevoerd volgens de meest voorkomende afwijkingen in het looppatroon, zoals beschreven door Wittle (Wittle, 1991 en Smidt, 1990).

In het sagittale vlak (zij-aanzicht) kijkt men vooral naar afwijkingen in de romphouding, naar afwijkingen in de bekkenstand, de kniestabiliteit en de plantair- en dorsaalflexie en dit zowel in stand- als zwaaifase.

Met betrekking tot de romphouding let men vooral op overmatige ante- of retroversie van de romp, voorts op een eventueel vergrote lordose. Bij het bekken kijkt men eveneens naar een te grote ante- of retroversie. Bij inspectie van de knie let men vooral op een overmatige extensie in

Ganganalyse

Datum: _____

Naam: _____

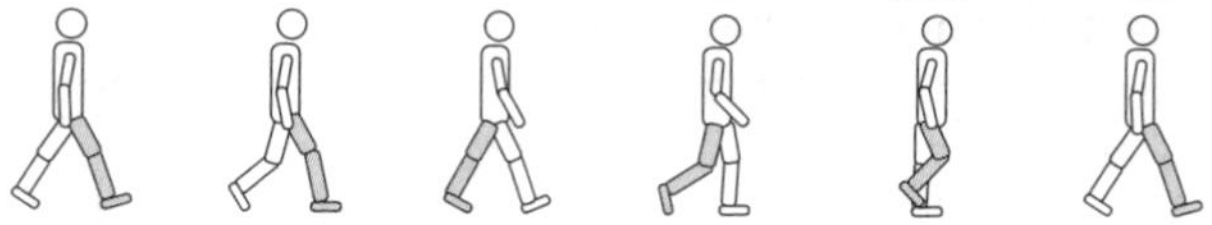

	HS	FF	HO	TO	MSW	HS
sagittaal vlak						
overdreven lordose	▨	▨	▨			
te weinig heupextensie	▨					
te weinig knieflexie	▨				▨	
te weinig knie-extensie		▨				▨
te veel knie-extensie				▨		▨
eerste voetcontact met voorvoet	▨					
eerste voetcontact met hele voet	▨					
te weinig plantairflexie	▨	▨	▨			
te veel plantairflexie	▨	▨	▨			
te weinig dorsaalflexie		▨	▨		▨	
verkorte standfase	▨	▨	▨			
verlengde standfase	▨	▨	▨			
frontaal vlak						
rompverplaatsing ipsilateraal	▨	▨	▨	▨	▨	▨
rompverplaatsing contralateraal	▨	▨	▨	▨	▨	▨
asymmetrische armzwaai						
valgisering knie		▨				
varisering knie		▨				
bekkenlift					▨	
te breed gangspoor	▨	▨	▨	▨	▨	▨
te smal gangspoor	▨	▨	▨	▨	▨	▨

aangedane zijde: _____

loopafstand: _____

loophulpmiddel: _____

stapfrequentie: _____

orthese/prothese:_____

schoeisel: _____

Afbeelding 4.9.   Scoringslijst voor loopanalyse: systematiek door het aankruisen van de afwijking in de fase van de loopcyclus. In de gearceerde vakjes komt de afwijking het vaakst voor.

de knie of een overmatige flexie in de knie. Ter hoogte van de voet let men vooral op inadequate controle van de dorsaalflexie en een normale of abnormale voetafwikkeling.

In het frontale vlak observeert men de armhouding en de armzwaai, de eventuele laterale rompafwijkingen, voorts let men op de heupstand en eventuele heupabductie en -circumductie. Men let op een eventuele te hoge bekkenheffing of een eventuele tenengang. Afwijkingen in loopspoorbreedte observeert men het best in voor- of achteraanzicht. Beoordeling van de paslengte geschiedt het beste in zijaanzicht.

In het transversale vlak schenkt men aandacht aan afwijkingen in rotaties, zoals afwijkende romprotatie, afwijkingen in de axiale rotaties, zoals de heuprotatie, de voorwaartse beweging van het bekken of de te grote of te kleine mediale of laterale voetbelasting.

Andere veel voorkomende loopafwijkingen zijn ritmestoornissen.

Bijgaand schema over deze dynamische analyse baseert zich op de meest voorkomende loopafwijkingen. Andere aandachtspunten bij ganganalyse zijn:

— de loopafstand;
— het correct gebruik van de loophulpmiddelen;
— correct schoeisel;
— correct gebruik van prothese of orthese;
— het lopen buiten de therapieruimte of observatieruimte;
— het functioneel gebruik van het lopen in de ADL, in de zelfverzorging, in de thuissituatie (zoals bijvoorbeeld het traplopen, het opstaan, het opstaan vanaf de vloer).

Literatuur

Bernards, A.T.M. Het meerdimensionaal belastingsbelastbaarheidsmodel. Historische ontwikkeling en implementatie. Issue 1994; 2: 12 - 16.

Boenick, U., e.a. Gangbildanalyse. Mecke Druck und Verlag, Duderstadt, 1991.

Brückl, R. Gangbild und Psyche. Krankengymnastik 1994; 46/12: 1621- 1624.

Geurts, A., e.a. Diagnostiek van loopstoornissen, plaatsbepaling van subjectief onderzoek. Journal of Rehabilitation Sciences 1988; 1/4.

Perry, J. Gait analysis. Slack Incorporated, Thorofare, 1992.

Smidt, G. Gait in rehabilitation. 291-295. Churchill Livingstone, New York, 1990.

Verstappen, H. Loophulpmiddelen. Basiscursus Revalidatietechniek. Boerhaave-commissie, PAOG, Hoensbroek, 1990.

Wittle, M. Gait analysis: an introduction. 90-93. Butterworth-Heinemann, Oxford, 1991.

5 Algemene looptraining

5.1 Inleiding

Een patiënt opnieuw leren lopen is misschien wel de mooiste therapeutische activiteit. Gerichte looptraining is een complex geheel, dat de nodige ervaring van de therapeut vereist. Naast algemene kennis van het normale lopen, van het pathologische lopen, van de hulpmiddelen en van eventuele orthesen en prothesen, zal de therapeut ook een aantal basisprincipes dienen te hanteren binnen zijn behandeling.

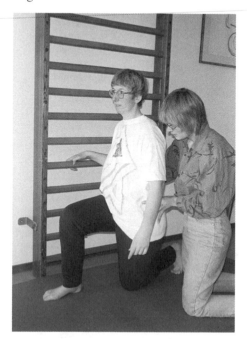

Afbeelding 5.1. Voorbereidende oefeningen op de mat. Patiënte met een incomplete tetraplegie.

Deze basisprincipes slaan vooral op het motorische leerproces, op de functionele en stapsgewijze therapie-opbouw en op de individuele aanpassing van de training aan de patiënt.

Naargelang de gevonden afwijking zal de therapeut specifieke trainingsaspecten doorvoeren en al behandelend zal hij zijn therapie evalueren. Looptraining schiet tekort wanneer men geen aandacht schenkt aan de praktische toepassing van dit lopen in het dagelijks leven van de patiënt. Hierbij hoort tevens training van het lopen op oneffen terrein, buiten lopen, opstaan, gaan zitten, naar de vloer gaan en eventuele valtraining.

5.2 Basisprincipes binnen de looptraining

Door gericht onderzoek zal de therapeut de zwakke componenten van de motoriek, zoals kracht, mobiliteit of problemen met de coördinatie ontdekken en op stoornisniveau behandelen. Analytische training van deze zwakke schakels van het looppatroon worden bij de lezer als bekend verondersteld. In dit hoofdstuk worden daarom alleen een aantal basisprincipes, die het succes van de looptraining versnellen besproken.

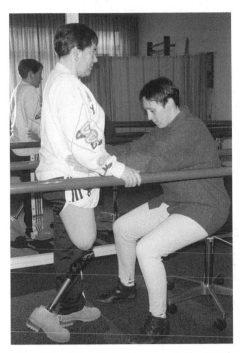

Afbeelding 5.2. Het oefenen van de zwaai- en standfase in de loopbrug.

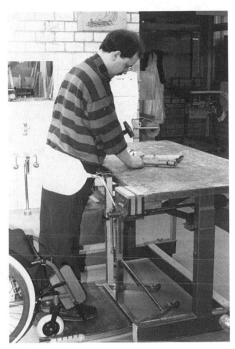

Afbeelding 5.3. Staande knutselen op de ergotherapie.

5.2.1 Stapsgewijze functionele looptraining

Tussen zitten en lopen is het verschil zo groot, dat de meeste patiënten dit niet in een keer kunnen leren. Stapsgewijze opbouw dringt zich hier dan ook op. Een progressieve opbouw naar een sta- en loophouding kan vooral goed op de mat worden uitgevoerd. Het hele motorische ontwikkelingsproces, dat zich voordoet in de eerste twee levensjaren van een kind, kan de fysiotherapeut doornemen en wat betreft moeilijkheidsgraad opbouwen: bijvoorbeeld vanuit kruiphouding naar kniestand, naar schuttersstand en zo de training tot stand opbouwen. Men kan progressief in al deze houdingen het steunvlak verkleinen en de invloed van de zwaartekracht vergroten (Beckers e.a., 1994).

In stand kan men de looptraining opbouwen vanuit de loopbrug en daarna lopen met een loophulpmiddel. Er wordt begonnen met een loophulpmiddel dat veel steun geeft zoals een looprek; vervolgens kan men afbouwen naar bijvoorbeeld elleboogkrukken en ten slotte naar stok of zelfs zonder hulpmiddel.

Ook het stapsgewijs inbouwen van de herwonnen loopfunctie in functionele activiteiten van het dagelijks leven is een belangrijk basisprincipe bij de loopreëducatie. Aanvankelijk zal de loopfunctie beperkt blijven tot de therapieruimte. Zodra dit goed gaat, wordt het lopen uitgebreid tot meerdere keren per dag, ook buiten de therapieruimte. Wanneer het valrisico groot is, zal men een veiliger en aangepast hulpmiddel kiezen, dan wanneer de patiënt begeleid loopt.

De integratie van het lopen in de ADL (activiteiten van het dagelijkse leven), is uiterst belangrijk en levert meestal een veel sneller resultaat op dan de beperkte loopfunctie tijdens de therapie. Tijdens de therapie is het lopen immers meer een doel op zich: namelijk het lopen verbeteren.

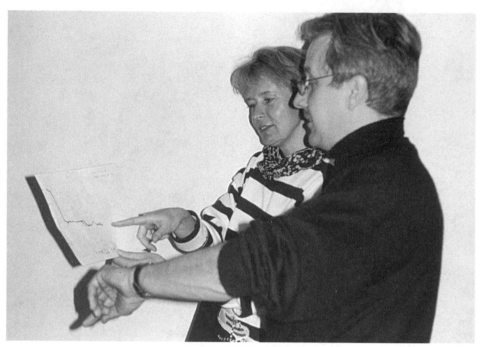

Afbeelding 5.4. Een stapsgewijze opbouw van loopafstand en looptempo met behulp van een grafiek motiveert zowel de patiënt als de therapeut.

Ingebouwd in de dagelijkse activiteiten is het lopen eerder een middel om zich bijvoorbeeld te verplaatsen of om de deur te openen, om ergens naar toe te gaan of iets te dragen. Dit gericht inzetten van het lopen in het dagelijks leven is vaak de meest motiverende factor voor de patiënt. Er wordt een beroep gedaan op de eigen verantwoordelijkheid en zelfwerkzaamheid gedurende de dag. Ook het situatief handelen tijdens het lopen wordt dan getraind.

5.2.2 Loopbelasting aangepast aan de belastbaarheid

Voor een optimaal trainingseffect is een goed evenwicht tussen belasting en belastbaarheid (Bernards, 1994) van de patiënt uiterst belangrijk. Bij het beoordelen van de belastbaarheid van de patiënt probeert de therapeut in kaart te brengen wat de patiënt wil, mag en kan zowel wat betreft fy-sieke belasting als psychische draagkracht. Hierbij valt te denken aan de pijnbeleving, leeftijd, cardio-pulmonale belastbaarheid, beperkte huid- of botbelastbaarheid, motivatie, beperkte leerbaarheid of concentratie. Op basis van deze inschatting zal de therapeut een behandelprogramma opstellen. Hierbij gaat hij uit van een basislijn. De grootte van inspanning, de aard van de instructies, de eigen werkzaamheid en de psychische belasting zijn aangepast aan deze inschatting. Motorisch leren geschiedt het best met een belasting net onder de grens van de belastbaarheid. Aldus zal men ook de belastbaarheid kunnen uitbreiden en de patiënt zal deze winst vertalen en ervaren als een kleinere beperking in zijn dagelijks leven. Winst op handicapniveau, dat wil zeggen met betrekking tot de consequenties voor zijn dagelijks leven en sociaal milieu, is voor de patiënt het meest motiverend.

Daarom is looptraining geplaatst binnen dit sbh-model (stoornis, beperking, handicapmodel) uiterst zinvol en zal de looptraining zich nooit beperken tot droge oefentherapie in de oefenzaal.

5.2.3 Principes uit de motorische leertheorieën

Principes uit de motorische ontwikkeling, de motorische leertheorieën en de bewegingsleer dienen ingebouwd te zijn binnen de looptraining. Bij de looptraining van de hemiplegiepatiënt geven wij hiervan een uitgebreid praktisch voorbeeld (hoofdstuk 8). Afhankelijk van het leervermogen van de patiënt past men de looptraining aan met betrekking tot:
— stapsgewijze opbouw;
— complexiteit van instructies;
— eigen oefenschema's;
— eigen werkzaamheid of zelfredzaamheid;
— complexiteit van de loophulpmiddelen;
— afbouw van de loophulpmiddelen;
— aard van de beugels en/of prothesen.

De indeling in de zogenaamde aanleerfase, toepassingsfase en zelfstandigheidsfase, zoals bij de hemipleeg werd beschreven, is hier uiterst zinvol.

In de *aanleerfase* leert of verbetert de patiënt een nieuwe stap of een nieuw facet van zijn looppatroon (Halfens, 1988).

In de *toepassingsfase* probeert de patiënt het aangeleerde zelf te beheersen, gedeeltelijk door zelfstandige oefeningen, bijvoorbeeld: de afbouw van begeleid lopen naar onbegeleid.

In de *zelfstandigheidsfase* zal de patiënt deze nieuw aangeleerde activiteit moeten inbouwen in verschillende situaties, bijvoorbeeld: lopen zonder begeleiding, met een stok naar het toilet gaan of traplopen.

Deze planmatige, stapsgewijze opbouw van nieuwe vaardigheden is uiterst belangrijk voor een effectief therapieresultaat. Het motorisch leerproces en de looptraining, kan verder worden ondersteund

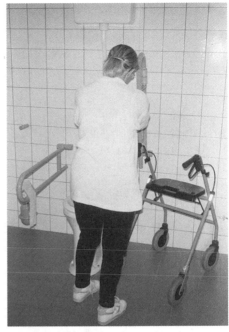

Afbeelding 5.5. De patiënt gaat met behulp van een stroller zelf naar het toilet.

door de patiënt extra te motiveren door hem bij de doelstellingen te betrekken, door rekening te houden met zijn eigen wensen, door gezamenlijk een streefdoel voor ogen te stellen en door een intensieve, doch haalbare opbouw door te voeren, die bij voorkeur binding heeft met het dagelijks leven en werk van de patiënt als individu. In een klinische setting is hiervoor een goede samenwerking noodzakelijk tussen fysiotherapeut, ergotherapeut en verpleging. Zonodig wordt ook de familie van de patiënt hierbij betrokken.

5.3 Praktische algemene looptraining

Een aantal praktische adviezen, die voor de meeste patiënten gelden, wordt hier achtereenvolgens besproken.

5.3.1 Het opstaan

Alvorens men start met opstaan vanaf een stoel traint men zo nodig de rompbalans en de zitbalans. Voor het opstaan dient de patiënt vooraan op de zitting van de stoel te zitten met voldoende steun op de benen, zodat een gewichtsverplaatsing van zitvlak naar voeten mogelijk wordt.

Bij het opstaan kan men kiezen tussen symmetrisch opstaan, met de voeten naast elkaar, of asymmetrisch, in de regel eerst met het sterkste been achter.

Men kan dit opstaan vergemakkelijken door enerzijds de zithoogte aan te passen en anderzijds met de manuele facilitatie en steun te variëren.

De therapeut zal in de regel een normale rompbeweging, een normale gewichtsverplaatsing en rompflexie faciliteren en eventueel manueel aan bekken of schouders steun of weerstand geven.

Wanneer opstaan uit een diepe stoel moeilijk is, kan men beter in stand starten en eerst excentrisch zitten gaan oefenen

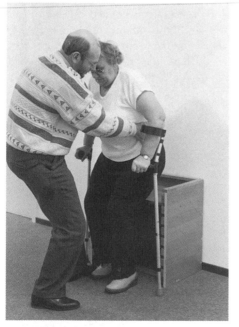

Afbeelding 5.6. Progressieve opbouw: weer leren opstaan en gaan zitten ondanks pijnlijke, reumatische gewrichten.

voordat men opstaat. Excentrisch bewegen is meestal sterker dan concentrisch bewegen.

In een later stadium zal men dit opstaan ook wat betreft vaardigheidsniveau oefenen vanuit een lage stoel of zetel, vanuit bijvoorbeeld de auto of vanaf het toilet. Deze situatief gerichte training wordt te vaak verwaarloosd of onderschat.

(Zie hierover ook de hoofdstukken over amputatie en neurologische ziektebeelden voor meer uitgewerkte oefenstof.)

5.3.2 Het staan en een goede stahouding

Het onderzoek van de correcte stahouding staat elders beschreven bij de subjectieve ganganalyse. In de regel start men eerst met symmetrisch staan met een goede gewichtsverdeling. Normaliter is dit met een brede basis, zeker bij evenwichtsproblemen of onzekerheid. De voeten staan naast elkaar. Men controleert of de patiënt goed boven zijn voeten staat en dit zowel in het vooraanzicht, het frontale vlak, als in het sagittale vlak.

Bij problemen in de standfase leert de patiënt het aangedane been progressief belasten. Dit kan bijvoorbeeld heel goed door middel van weegschaaltraining of eventueel met sta- en looptraining in water. Weegschaaltraining is progressief goed op te bouwen bij patiënten met bijvoorbeeld gewrichtspijnen, of met een beperkte huidbelastbaarheid van de stomp of maar gedeeltelijk belastbare fracturen. Deze deelbelasting zal men eerst in midstance opbouwen en later ook toepassen in de andere fasen van de standfase, zoals bij loading-respons (het eerste gedeelte van de standfase) en op het einde van de standfase (bij de afstoot).

Problemen met de kniestabiliteit traint men in de regel eerst in midstance of nog beter in het eerste gedeelte van de standfase (denk bijvoorbeeld aan de hemiplegiepatiënt) en later in de moeilijkere fase:

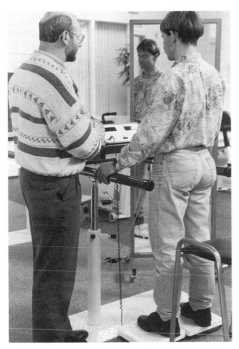

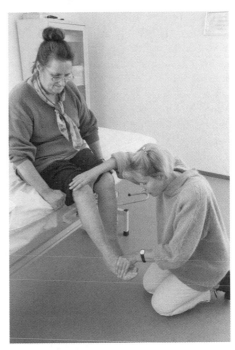

Afbeelding 5.7. Weegschaaltraining als opbouw naar volledige belasting van het been. Door middel van een 17-puntenschaal wordt een patiënt met chronisch pijngedrag weer geleerd wat normaal belasten en lopen inhoudt.

Afbeelding 5.8. De zwakke voetheffers worden manueel versterkt met PNF-technieken.

het tweede gedeelte van de standfase. Ook de vloer of ondergrond kan de therapeut instabieler maken.

Bij problemen met de heupstabiliteit, bijvoorbeeld bij zwakke abductoren bouwt men de steunname op de andere hand progressief af. Gebruik van een spiegel is zinvol. Bij problemen in het frontale vlak wordt de spiegel vóór de patiënt geplaatst, bij problemen in het sagittale vlak schuin naast de patiënt. Wanneer de patiënt de verschillende fasen uit de standfase goed beheerst, gaat hij ze verbinden door een gewichtsverplaatsing, aanvankelijk nog in schredestand, later met een zwaaifase aan het gezonde been.

5.3.3 De zwaaifase

Bij problemen in de zwaaifase zoekt de therapeut naar de oorzaak. Vaak zijn dat de zwakke flexoren, inclusief de schuine buikspieren. Zo nodig worden deze zwakke flexoren in een andere houding getraind, waar de zwaartekracht niet zo inwerkt. Denk bijvoorbeeld aan de kruiphouding of oefeningen in het water. Bij zwakke voetheffers kan men in de training de voet opzwachtelen. Een alternatief is bij het lopen tijdelijk een totale verhoging in of onder de schoen van het gezonde been maken. De zwaaifase aan het aangedane been wordt daardoor makkelijker zodat een beter en sneller oefeneffect bereikt wordt. Negatieve compensaties, zoals een circumductie aan het aangedane been of een hielheffing aan het gezonde been kunnen zo vermeden worden.

In de volgende fase moet de patiënt de staen zwaaifase met elkaar gaan verbinden om zo tot lopen te komen. Hierbij bekijkt men steeds kritisch in hoeverre hulpmiddelen, manuele ondersteuning, beugels of orthesen kunnen worden afgebouwd.

Een therapeut dient zo nodig over oefenbeugels te beschikken, die hij de patiënt tijdelijk kan laten gebruiken. Denk bijvoorbeeld aan een kniebrace, die de knie helpt te stabiliseren; aan achterspalken van kunststof in afwachting van krachtwinst of blijvende lange beenbeugels; van EVO's van verschillende maten, zodat de patiënt, indien nodig hier tijdelijk over kan beschikken.

Ook het gebruik van oefenprothesen kan om dezelfde redenen zinvol zijn.

5.3.4 De opbouw naar meer complexe oefensituaties

De progressieve opbouw van het lopen qua moeilijkheidsgraad zal de therapeut doorvoeren door enerzijds een 'nieuwe stap' telkens met persoonlijke begeleiding te zetten, terwijl de patiënt in zijn dagelijks leven op een lager niveau het lopen kan inbouwen. Een lager niveau betekent

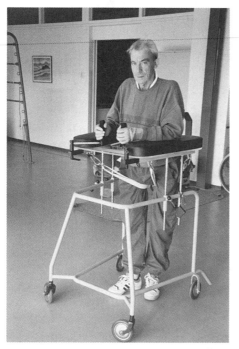

Afbeelding 5.9. Patiënt met polyneuropathie en een spierkracht van 3 à 4 oefent zelf. Deze loopwagen voorkomt vallen en maakt het mogelijk om zelfstandig te lopen.

met een stabiel hulpmiddel, stabieler dan in de oefensituatie, zodat veiligheid en zekerheid wordt geboden.

Een praktisch voorbeeld: een patiënt met zwakke voetheffers kan op effen terrein zonder EVO lopen, buiten echter krijgt hij – zeker voor de lange afstand – een EVO en twee krukken. Dit is trouwens een essentiële factor binnen de looptraining. Zodra de therapeut het veilig acht, gaat de patiënt de nieuw verworven loopkwaliteiten inbouwen in zijn dagelijks leven. Tijdens de therapiesetting leert men 'nieuwe stappen' zetten.

Rekening houdend met de belastbaarheid van de patiënt wordt de loopafstand progressief opgebouwd. Bij een goed gemotiveerde patiënt zal dit meestal geen problemen opleveren, deze moet de therapeut soms zelfs afremmen. Bij mensen met een pijngedrag zal het noodzakelijk zijn om heel strak en stapsgewijs een nieuw looppatroon aan te leren en de loopafstand op te bouwen. In Hoensbroek wordt hierbij dankbaar gebruik gemaakt van de 17-puntenschaal. Hierbij wordt gebruik gemaakt van gedragstherapeutische principes (Oosterveld en Pelt, 1993) (Vlaeyen, e.a., 1996) (Thomassen, 1996).

Zodra het mogelijk is, wordt overgegaan van therapeutisch lopen (dit houdt in lopen als in de training) naar functioneel inzetbaar lopen (dit houdt in lopen als vaardigheid in het dagelijks leven). Om deze loopfunctie bruikbaar te maken in het dagelijks leven benut men vaak aangepaste hulpmiddelen. Zo kan men bijvoorbeeld om de loopafstand van een patiënt uit te breiden een rollator met zitje meegeven. De patiënt kan nu eventueel rusten. Een ander voorbeeld van functioneel inzetbaar lopen is het gebruik van een serveerwagen of aangepast winkelkarretje, waarmee iemand met bijvoorbeeld een minder goed evenwicht of beperkte belastbaarheid voorwerpen in en om het huishouden kan verplaatsen. Het effect van de looptraining neemt toe zodra de patiënt zijn looptraining in het dagelijks leven gemotiveerd

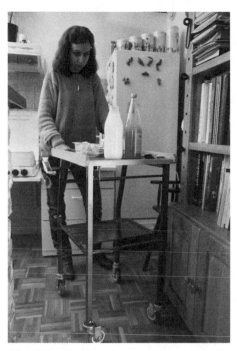

Afbeelding 5.10. Inbouwen van het lopen thuis. Ook de ergotherapeut speelt hier een belangrijke rol.

kan inbouwen. Daarom zal de therapeut ook andere oefeningen aanbieden.

Achterwaarts lopen. Bij achterwaarts lopen moet de patiënt meer gevoelsmatig en minder visueel zijn passen controleren. In het dagelijks leven loopt iemand niet vaak achterwaarts, nochtans bij het openen of sluiten van een zwaaideur is het nodig enkele passen, in combinatie met een draai, achterwaarts te maken. Het trainen van dit achterwaarts lopen, evenals bijvoorbeeld zijwaarts lopen biedt de patiënt variaties in zijn looppatroon aan, die tevens nuttig kunnen zijn om bijvoorbeeld een correctiepas of opvangpas te leren maken. In het begin leert de patiënt dit achterwaarts en zijwaarts lopen met een aansluitpas, doch later ook alternerend. Hetzelfde principe wordt toegepast wanneer de patiënt leert over iets heen te stappen. Net zoals de patiënt leert staan op een ongelijke vloer of op een mobiele onderlaag (denk maar aan de oefentol) is het belang-

rijk dat de patiënt leert *lopen op oneffen terrein* (helling op en af, lopen op verschillende bodems, zoals bijvoorbeeld op een hoogpolig tapijt, op een gladde vloer of buiten op kiezeltjes, gras en zand). Alleen een brede waaier aan loopervaring op verschillende ondergronden en verschillende plaatsen geeft de patiënt voldoende zekerheid en zelfvertrouwen om optimaal zijn loopkwaliteiten te benutten. Ook lopen in de stad tussen mensen of in een winkel behoort hierbij.

Leren omdraaien of draaien ter plaatse dient men te trainen. In de regel zal een patiënt met een beperking in bijvoorbeeld heuprotaties of met een slecht evenwicht veel meer passen benutten om rond zijn as te draaien. Meestal kiest hij ook de veiligste weg door de eerste stap naar buiten en in exorotatie in de heup te zetten. Dit is veel veiliger en makkelijker dan een overkruiste pas, waarbij de eerste pas in adductie-endorotatie gaat. De patiënt wordt geleerd om bij het omdraaien, zowel naar

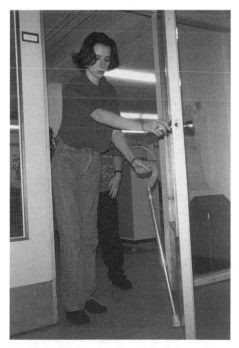

Afbeelding 5.11. Patiënte met bilaterale onderbeenamputatie oefent het openen en sluiten van deuren.

links als naar rechts, zo weinig mogelijk
tussenpassen te gebruiken. De 'betere' patiënt kan men ook leren om op de voorvoet te draaien, denk bijvoorbeeld aan de
pirouetbeweging bij het dansen.

5.3.5 Traplopen

Traplopen kan men goed voorbereiden in
de loopbrug door het leren op- en afstap-
pen van een verhoging. Als dit eenmaal
lukt, kan men een oefentrap of normale
trap proberen.

Trap-oplopen wordt in de regel gestart met
het voorwaarts oplopen van de trap, waarbij de therapeut zich achter of opzij van de
patiënt bevindt. Meestal start de patiënt
met een aansluitpas en gaat hij in een latere fase alternerend de trap omhoog. Zo
kan hij bij problemen met de zwaaifase
meestal het sterke been het eerst plaatsen
en het zwakke been laten aansluiten. Ook
bij problemen met de standfase kan hij,

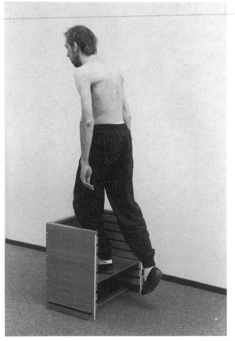

Afbeelding 5.12. Voorbereidende oefeningen voor traplopen. Patiënt met de ziekte van
Bechterew.

door deze beperkte extensie en steun-
functie, normaliter het sterke been het
eerst plaatsen. Later kan de patiënt dan
proberen om de trap alternerend op te lopen, indien dit gezien de aandoening
en/of het gebruik van prothese of orthese
mogelijk is.

Trap-aflopen vraagt een goede excentrische
controle van de strekspieren van het been.
Daarom gaat bij patiënten die problemen
hebben met de zwaaifase trap-aflopen
vaak makkelijker dan trap-oplopen, daar
het been minder hoog geheven moet worden. Alternatieven van voorwaarts trap-
op- en aflopen zijn onder meer het achterwaarts trap-aflopen (denk bijvoorbeeld
aan een hemiplegiepatiënt, met alleen een
leuning aan zijn gezonde zijde) en in bepaalde gevallen achterwaarts trap-op (bijvoorbeeld een dwarslaesiepatiënt met lange beenbeugels).

Voor noodgevallen, kan men ook leren om
in zit achterwaarts trap-op en voorwaarts
trap-af te gaan, via opdrukken op armen
en één of beide benen.

Zijwaarts trap-op- en aflopen is vooral zinvol
wanneer de patiënt beperkt kan steunen
op de arm- of op de zijleuning en hierdoor
veiliger omhoog en naar beneden kan lopen. Deze loopmogelijkheid is toepasbaar
bij hemiplegiepatiënten en bij mensen die
in beide benen erg zwak zijn zoals patiënten met een spierdystrofie of met bilaterale beenamputaties. Een alternatief is eventueel een trapleuning aan beide kanten.

Voor meer specifieke adviezen verwijzen
wij, de auteurs, naar de elders in dit boek
beschreven ziektebeelden. Verder willen
wij hier ook wijzen op de verdere opbouw
van de looptraining in die zin dat een 'betere' patiënt een trap moet leren oplopen
zonder leuning. Zeker voor de jonge mensen geldt dat zij moeten leren traplopen
met twee treden tegelijk. Ook de functionele inbouw in de zin van spullen de trap
op en af leren dragen kan zinvol zijn. Dit
geldt trouwens voor de gehele looptraining, waarbij men het lopen leert te com-

bineren met activiteiten zoals iets dragen, iets verplaatsen. Verschillende onderdelen van de looptraining kunnen worden gecombineerd met een balspel. Ook huppelen, springen, hinkelen en zelfs dansen kunnen facetten van het looppatroon verbeteren.

5.3.6 Valtraining

Valtraining en het naar de vloer gaan en weer opstaan is een ideale manier om het zelfvertrouwen te vergroten.
Van stand naar de vloer gaan, al of niet gesteund kan via schuttersstand of berenstand. Berenstand kan worden gebruikt wanneer beide benen verzwakt zijn. Net zoals bij kleine kinderen of oudere mensen, leert men de patiënt steunen met de handen op de knieën, naar de vloer reiken om zo tot kruiphouding te komen. Tot stand komen verloopt in omgekeerde volgorde.
Een alternatieve manier om naar de vloer te gaan is bijvoorbeeld schuttersstand, dan naar kniestand en vervolgens naar kruiphouding. Alle hulpmiddelen zijn hier mogelijk, denk maar aan oefenbank, een gewone eenvoudige stoel of een sportraam.
Ook het opstaan van de vloer met loophulpmiddelen, bijvoorbeeld krukken of stok, dient getraind te worden. Iemand kan bijvoorbeeld zijn kruk verliezen en moet deze weer oprapen.
Wanneer het de patiënt niet lukt om van de vloer tot stand te komen, kan men hem alternatieven aanbieden, zoals vanaf de vloer tot zit komen in de rolstoel, of gaan zitten op een stoel.
Valtraining is uiterst zinvol om correctiepassen aan te leren, opvangreacties te oefenen en eventeel te leren valbreken, zodat de patiënt in noodsituaties correct handelt. Vooral bij patiënten die bang zijn om te vallen en weinig zelfvertrouwen hebben, is deze valtraining een essentieel onderdeel van de looptraining.
Meestal start men met het voorwaarts val-

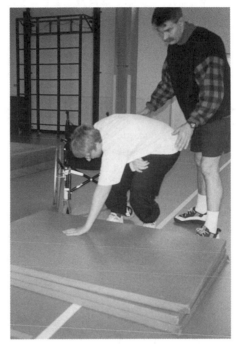

Afbeelding 5.13. Valtraining en weer opstaan. Het aantal matten wordt afgebouwd.

len en het zich voorwaarts opvangen op een dikke mat. Een volgende stap is ook het zijwaarts en achterwaarts vallen, waarbij de patiënt steeds probeert op basis van het opvangen op de armen de val te breken en eventueel door het maken van een rolbeweging kwetsuren voorkomt. Wanneer dit eenmaal lukt op een dikke mat, kan de therapeut de matten progressief afbouwen, tot uiteindelijk de patiënt goed heeft leren vallen op de vloer.

5.4 Specifieke trainingsfacetten naargelang de meest voorkomende afwijkingen

De maatregelen die de therapeut moet treffen bij de looptraining zijn afhankelijk van de analyse van de problemen. Algemeen kan worden gesteld dat de patiënt een afwijking vertoont ófwel omdat dit een component of onderdeel is van zijn aandoening ófwel een compensatie inhoudt. Bijvoorbeeld een dropvoet is een component van zijn afwijking, dit betekent: zwakke voetheffers. Een compensatiebeweging, bijvoorbeeld een circumductie is niet noodzakelijk en kan voorkomen worden.

In het onderstaande wordt een aantal facetten van de meest voorkomende loopafwijkingen besproken, die via een correcte observatie belangrijk zijn voor adequate maatregelen tijdens de looptraining.

Wij steunen hierbij op de bevindingen en beschrijvingen van Wittle van de vijftien meest voorkomende loopafwijkingen (Wittle, 1992) (Smidt, 1990).

5.4.1 Laterale rompbuiging

Een laterale rompflexie wordt meestal zichtbaar tijdens het maken van een pas.

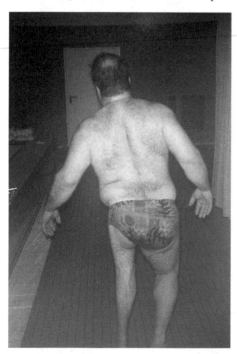

Afbeelding 5.14. Lateroflexie naar de zijde van het standbeen: Duchenne positief. Patiënt met poliomyelitis en uitval van onder andere de abductoren links.

Dit kan een- of tweezijdig voorkomen. De oorzaak kan een zwakte in de abductoren zijn, waardoor de romp tijdens de zwaaifase naar de zijde van het zwaaibeen buigt. Andere oorzaken zijn bijvoorbeeld een beenlengteverschil, een wervelkolomafwijking of pijn bij belasting. Ook een te breed loopspoor, een te brede basis kan oorzaak zijn van deze Trendelenburg of laterale rompbuiging. De therapeut zal analyseren of deze lateroflexie een compensatie is of een ontlasting. Zo maakt een aantal patiënten een lateroflexie naar de zijde van het stabeen om bijvoorbeeld de zwakke abductoren te ontlasten (positieve teken van Duchenne). Ook bij een slechte uitlijning van een prothese kan dit fenomeen optreden. De training is in eerste instantie gericht op de afwijking en de oorzaak. Daarnaast wordt met behulp van een goed loophulpmiddel aan de goede zijde een normaal looppatroon nagestreefd.

5.4.2 Circumductie tijdens de zwaaifase

Bij de analyse van circumductie tijdens de zwaaifase kijkt de therapeut vooral naar het beenlengteverschil, een zwakte van de flexoren in de zwaaifase, een te lange prothese, een gebrek aan voldoende mobiliteit in knie en voet of te weinig dorsaalflexie in de voet, bijvoorbeeld bij de hemiplegiepatiënt.

5.4.3 Een te breed gangspoor

Een te breed gangspoor kan worden veroorzaakt door een slecht evenwicht, coördinatiestoornissen of een slechte uitlijning van een prothese of orthese. Het komt meestal voor bij een onzeker looppatroon, een verkorte stand- en zwaaifase, waarbij ook de staplengte is verkort. Dit kan eenzijdig of bilateraal voorkomen. Ook bij patiënten met angst om te vallen of valneiging of patiënten met afwijkingen in de gewrichten (denk maar aan bijvoorbeeld te veel abductie in de heupen of knieën of bij atactische patiënten) kan dit optreden. Bij de looptraining kijkt men primair, hoe de loopbasis technisch of biomechanisch kan worden verbeterd. Daarnaast kan men door middel van training, eventueel door terug te grijpen naar eenvoudigere houdingen op de mat, het evenwicht sensomotorisch verbeteren. Stabiel schoeisel is een vereiste.

5.4.4 Afwijkende laterale of mediale voetbelasting

Afwijkingen met betrekking tot laterale of mediale voetbelasting komen meestal voor door een zwakte of een afwijking aan de voetspieren. Anderzijds kunnen gewrichtsafwijkingen, zoals bijvoorbeeld een varus- of een valgusstand vanuit de voet, maar ook deels vanuit de enkel of heup dit probleem in de hand werken. Ook bij orthese- of prothesegebruik is de perfecte uitlijning een voorwaarde om de-ze afwijking te voorkomen. Bij neurologische aandoeningen zal men de nodige maatregelen nemen om dit voetcontact te normaliseren en wanneer dit niet lukt te compenseren. Een praktisch voorbeeld hierbij is bij te zware laterale voetbelasting de schoen lateraal uitbouwen om omzwikken te voorkomen.

5.4.5 Te veel heupheffing tijdens de zwaaifase

Te veel heupheffing tijdens de zwaaifase komt voornamelijk voor bij patiënten met zwakke voetheffers. Dit bemoeilijkt de zwaaifase en wordt meestal gecompenseerd door extra heupheffing aan de aangedane zijde. Dit verschijnsel gaat dan ook vaak samen met de zogenaamde hanentred.

Tijdens de looptraining besteedt men dan ook extra aandacht aan die zwakke flexoren. Eventueel zoekt men compensatiemiddelen in de vorm van adequate loophulpmiddelen of beugelvoorzieningen.

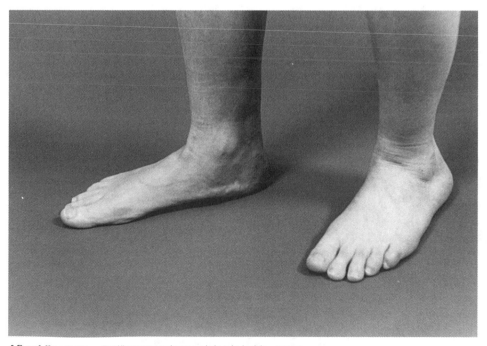

Afbeelding 5.15. Patiënt met valgus-neiging in beide voeten.

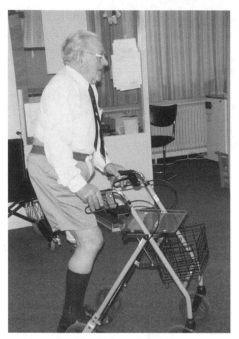

Afbeelding 5.16. Patiënt met te veel flexie in romp en benen. Heupflexiecontractuur aan geamputeerde zijde.

5.4.6 Te veel voorwaarts neigen van de romp

Een afwijkende, te grote rompflexie ontstaat vaak tijdens de standfase. De oorzaak kan velerlei zijn: onder meer problemen in de wervelkolom, waarbij vooral extensie in de romp pijn veroorzaakt. Een ander duidelijk voorbeeld is M. Bechterew. Een specifiek ziektebeeld kan rompflexie geven, zoals bijvoorbeeld M. Parkinson. Het kan ook een compensatietechniek zijn, waarbij men tijdens de standfase via de rompflexie een betere kniestrekking krijgt. Dit gebeurt onder andere bij quadricepszwakte. Ook een korte kuitspier (denk aan een hemipleeg of iemand met spinale aandoeningen) leidt ertoe dat de knie naar hyperextensie gedwongen wordt en ook beter te controleren is vanuit romp- en heupflexie.

Adequaat analyseren en corrigeren van deze afwijkingen tijdens de looptraining is noodzakelijk.

5.4.7 Te veel achterwaarts neigen van de romp

De achterwaartse neiging van de romp tijdens het lopen, de overdreven rompextensie, kan in twee fasen optreden: ófwel in de standfase ófwel in het begin van de zwaaifase. Als deze afwijking in het begin van de zwaaifase optreedt, ligt de oorzaak meestal in de te zwakke flexoren, waardoor men compenseert via rompextensie om het been gemakkelijker naar voren te brengen. Een andere oorzaak kan zijn: te veel spasticiteit in de heupextensoren of een ankylose van de heup, waardoor men tevens de zwaaifase inzet vanuit de romp en vanuit de extensie van het standbeen.

Tijdens de steunfase kan deze rompextensie de heupextensie vergemakkelijken. Dit zien we onder andere bij zwakke gluteaalspieren, zoals bij dwarslaesiepatiënten, die tijdens de standfase deze zwakte compenseren door een totale extensie in romp en heupen.

5.4.8 Een overdreven lordose

Een overdreven lordose ziet men meestal op het einde van de standfase en treedt het meest op bij te korte heupbuigers. Ook bij een beperkte heupextensie of bij een pijnlijke heupextensie kan deze lordose optreden. Looptraining zal zich dan ook primair richten op een correctie van deze houding en in het bijzonder op de bekkenstand.

5.4.9 Hyperextensie in de knie

Hyperextensie treedt meestal aan het einde van de standfase op en wijst op een minder goed samenspel tussen strekkers en buigers, met name quadriceps en hamstrings. Andere oorzaken van deze hyperextensie in de knie zijn: spierzwakte in de zin van quadricepszwakte (bijvoorbeeld bij poliopatiënten of patiënten met spierdystrofie), te korte kuitspieren, te grote voorvoetbelasting (denk aan hemiplegie-patiënten) of eventueel door artrogene problemen. Gewrichtsafwijkingen, zoals hypermobiliteit en instabiliteit in het knie-gewricht compenseert de patiënt door zekerheid te zoeken in de overstrekking.

5.4.10 Instabiliteit in de knie

Instabiliteit in de knie treedt op bij neuro-logische en orthopedische aandoeningen zoals kniebandletsels en kruisbandletsels. De stafase is daardoor verminderd en verkort. Bij contracturen loopt de patiënt meestal met te veel knieflexie.

5.4.11 Stabiliteitsproblemen in het heupgewricht

Te veel heupextensie in de standfase of af-wijkende heuprotaties kunnen veroor-zaakt worden door problemen rond het heupgewricht, instabiliteit in de knie, zwakke heupflexoren en een dysbalans tussen de endo- en exorotatoren van de heup. Gerichte training voor deze heup-musculatuur dringt zich dan op.

5.4.12 Afwijkingen in de dorsaalflexie en plantairflexie van de voet

Meestal ziet men afwijkingen in de dor-saalflexie en plantairflexie van de voet bij neurologische patiënten. De dorsaalflexie kan beperkt zijn door een verlamming van de voetheffers of door hypertonie van de plantairflexoren. Ook in orthopedische si-tuaties, bij te korte kuitspieren of bij bandletsels in de enkel kan dit leiden tot verkeerde voetafwikkeling.

Een gerichte training voor deze voetspie-ren, een blijvende of tijdelijke compensa-tie (bij. EVO hakverhoging) tijdens het lo-pen kan deze zwaaifase vergemakkelijken. Omgekeerd, bij problemen bij de afstoot,

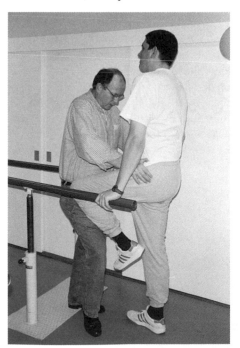

Afbeelding 5.17. Patiënt met paraparese in vooral sacraal geïnnerveerde musculatuur. Trai-ning van heupspieren rechts.

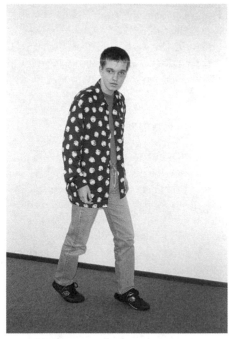

Afbeelding 5.18. Patiënt met te veel exten-sie-tonus na cerebraal letsel: tenengang.

terminal stance, analyseert men of de oorzaak ligt in een pijnlijke voorvoetbelasting, in te zwakke kuitspieren of in een gewrichtsbeperking. Het kan zijn dat te veel
hielheffing een compensatietechniek is om
het beenlengteverschil en de zwaaifase aan
de andere zijde te vergemakkelijken.

5.4.13 Ritme-stoornissen

Naast de beschreven afwijkingen en aandachtspunten treden ook vaak ritmische
stoornissen op bij patiënten. Dit kan zowel   asymmetrisch   als   symmetrisch.
Meestal betreft het neurologische patiënten bij wie storende tremoren, athetose,
het looppatroon negatief beïnvloeden
(denk maar aan te weinig rompbeweging
of compensatie bij bijvoorbeeld Parkin-
sonpatiënten).
Abnormale bewegingen aan armen, hoofd
en benen kunnen ook op basis van psychia-
trische afwijkingen bestaan. Ook bij langdurige aandoeningen kan bepaald loopgedrag aangeleerd zijn. Een speciale
vermelding geldt hier voor de conversie-
patiënten, die vaak somatisch een aantal
loopafwijkingen vertonen op grond van
onbevredigd psychosociaal leven.

5.5   Teamwerk

Het uitgebreid ingaan op alle genoemde
problematiek zou in dit basisboek te ver
voeren. Wij vernoemen hier slechts de belangrijkste loopafwijkingen die een therapeut tegenkomt. Hierbij benadrukken we
dat correct analyseren van deze problematiek een basisvoorwaarde is voor gerichte
training.
Een gerichte training behelst, naast een
biomechanisch analyse en visie, ook een
totaalbenadering. Dit betekent dat de therapeut de patiënt individueel begeleidt,
zijn zelfstandigheid laat groeien in zijn eigen leefwereld zodat hij de verworven
vaardigheden ook kan inbouwen in zijn

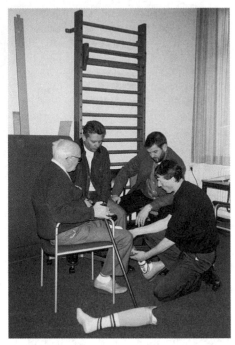

Afbeelding 5.19.   Teamwerk is onontbeerlijk.

dagelijks leven, werk en hobby's.
Een adequate keuze in trainingsopbouw,
van loophulpmiddelen, beugels en schoeisel lukt alleen bij een goede samenwerking. Deze samenwerking slaat enerzijds
op de relatie tussen de therapeut en de patiënt en anderzijds op het overleg van de
therapeut met andere deskundigen, zoals
de arts, de orthopedisch instrumentmaker
en schoenmaker, ergo- en fysiotherapeut.

Literatuur

Beckers, D., Buck, M., Adler, S. Het PNF-concept in de praktijk. De Tijdstroom, Utrecht, 1994.

Bernards, A. Het meerdimensionaal belastingsbelastbaarheidsmodel. Issue 1994; 2: 12-16.

Halfens, J. De behandeling van de hemiplegiepatiënt op basis van het NDT-concept. Nederlands Tijdschrift voor Fysiotherapie 1988; 98/4: 70-73.

Oosterveld, F., Pelt, R. Fysiotherapie bij reumatische aandoeningen. Bunge, Utrecht, 1993.

Thomassen, J. Chronische pijnproblematiek: gedragsgeoriënteerde behandelmogelijkheden. Hoensbroek, 1996.

Vlaeyen, J., e.a. Chronische pijn en revalidatie. Bohn Stafleu Van Loghum, Houten, 1996.

6 Gewrichtsafwijkingen

Bij de beschrijving van de loopafwijkingen per gewricht beperkten we ons tot een geïsoleerde orthopedische benadering. De in de volgende paragrafen besproken afwijkingen kunnen deel uit maken van een meer complex ziektebeeld.

Een aantal ziektebeelden gaat vergezeld van beenlengteverschillen.

6.1   Beenlengteverschil

Beenlengteverschil is een symptoom. Vaak treden beenlengteverschillen op bij fracturen. Maar ook ten gevolge van reumatische gewrichtsafwijkingen kan een beenlengteverschil ontstaan. Ook gewrichtscontracturen kunnen relatieve beenlengteverschillen oproepen.

Vaak treedt tijdens de zwaaifase van het langere been een bekkenkanteling en rompflexie naar de steunzijde op. Deze is het grootst tijdens de mid-stance, op het ogenblik dat het lange been in de mid-swing is.

Bij heel-strike wordt het te lange been in knie en heup geflecteerd neergeplaatst, met de voet in foot-flat. Daarna worden knie en heup gestrekt. Vanaf heel-off wordt weer een grotere flexie in heup en knie uitgevoerd om bij het korte been heel-strike toe te laten. Hierna vindt er opnieuw extensie plaats wanneer het lichaamsgewicht richting kort been wordt overgeplaatst.

Tijdens het begin van de steunfase maakt het bekken aan de lange zijde een dip en vindt een exorotatie in het heupgewricht

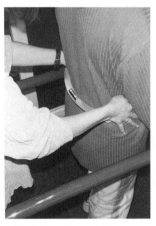

Afbeelding 6.1a. Het meten van de bekkenscheefstand.

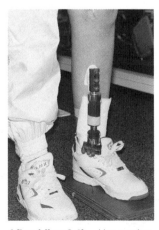

Afbeelding 6.1b. Het corrigeren van het beenlengteverschil. Patiënte met verbrijzelingsfractuur en externe fixateur.

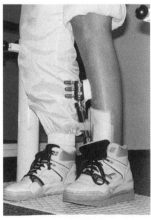

Afbeelding 6.1c. Het gemeten beenlengteverschil is gecompenseerd door een hakzoolverhoging.

aan de korte zijde en een endorotatie in het heupgewricht van de lange zijde plaats.

De steunfase op het korte been zal met minder knieflexie gepaard gaan om op die manier minder bekkenheffing aan de andere zijde te moeten uitvoeren om het langere been doorgezwaaid te krijgen. De patiënt zal desgevraagd aangeven het gevoel te hebben de trap te moeten oplopen. Beenlengteverschillen van meer dan 3 cm worden gecompenseerd met een spitsvoetstand aan de aangedane zijde.

De therapeut dient ook bij kleine beenlengteverschillen (vanaf 1 cm) in te grijpen. Dit is niet zozeer belangrijk vanwege de invloed op de wervelkolom waardoor op de lange duur rugklachten ontstaan maar vooral vanwege het vermeerderd energieverbruik, veroorzaakt door de extra opwaartse beweging van het zwaartepunt.

Het meten van een beenlengteverschil is vrij eenvoudig. Laat de patiënt rechtop staan, de voeten 10 cm uit elkaar, het gewicht gelijk verdeeld over beide steunpunten (bij twijfel, laat patiënt op twee weegschalen plaatsnemen). Let op dat heupen en knieën aan beide zijden evenveel gestrekt zijn.

Palpeer beide bekkenkammen, leg aan beide zijden een arm van de bekkenpasser bovenop de bekkenkam en kijk of het bekken waterpas staat. Als dit niet zo is, probeer dan door het plaatsen van plankjes van verschillende dikten onder het kortste been het bekken wél waterpas te laten staan.

Opgelet: deze methode is alleen te gebruiken bij een aan beide zijden normaal ontwikkeld bekken. Bij congenitale aandoeningen komt het voor dat het bekken aan een zijde minder ontwikkeld is. Ook bij bekkenfracturen kan een bekkenscheefstand optreden. In deze gevallen is de bekkenkam geen goede referentie meer voor deze meting. Mogelijk kunnen dan de trochanters als referentie gebruikt worden. Ook mogelijk, maar moeilijker

uit te voeren, is te kijken of de wervelkolom recht staat. Naast deze functionele meting kan ook de klinische beenlengte beiderzijds gemeten worden.

Bij twijfel is het goed om de patiënt op een plank van de juiste dikte te laten lopen, om de patiënt het verschil te laten ervaren. Ook voor de therapeut wordt een eventuele verandering (verbetering) van het looppatroon zichtbaar. Met weinig moeite en kosten kan ook een voorlopige hakverhoging uit kurk aangebracht worden.

Kleine verschillen (tot ± 2 cm) worden opgelost door een hakverhoging aan de verkorte zijde aan te brengen. Deze hakverhoging kan gedeeltelijk extern en gedeeltelijk intern worden aangebracht (zie hoofdstuk 10).

Grotere beenlengteverschillen hebben een uitgebreidere voorziening nodig. Dat kan gaan van volledige zool-hakverhoging tot volledig orthopedische schoenen met intern en extern ingebouwde verhoging en extern aangebrachte afwikkeling.

6.2 Enkel- en voetafwijkingen

6.2.1 Pes equinus of spitsvoet

Bij een fixatie in plantairflexie maken bij het eerste voetcontact de koppen van de metarsalia het eerst contact met de grond. Dit noemt men primary toe-strike. Van enige afwikkeling is geen sprake. Doordat de enige afzet mogelijk is via de grote teen, ontwikkelt zich hier meer kracht. Er ontstaat grote druk op het dwarse voorvoetgewelf. Doordat de reactielijn naar anterior wordt verplaatst ontstaat er een knie-extensiemoment. Tijdens de zwaaifase wordt het (relatief) te lange been verkort door meer flexie in heup en knie.

Het probleem kan worden opgelost door aan beide zijden een hakverhoging te maken. Aan de aangedane zijde om de spitsvoetstand op te vangen, aan de contralate-

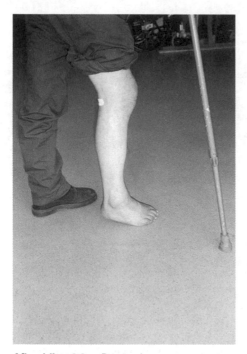

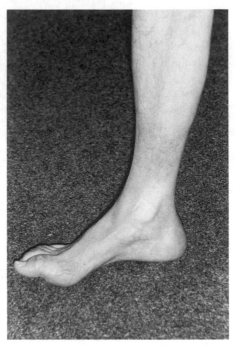

Afbeelding 6.2. Pes equinus wegens exten-
sie-spasme. Ook links leidt de korte kuitspier
tot hyperextensie in de knie. Patiënt met
syringomyelie.

Afbeelding 6.3. Hakvoet; m. triceps is verlamd en voetheffers overheersen.

rale zijde om het beenlengteverschil op te
lossen.

Bij extreme spitsvoetstand volstaat een gewone hakverhoging niet meer en moet ge-
dacht worden aan halfhoge orthopedische
schoenen met goede ondersteuning van
het enkelgewricht, drukverdeling over de
totale voetzool en externe afwikkeling.

6.2.2 Pes calcaneus of hakvoet

Bij een hiel- of hakvoet is de hiel het enige
contactpunt tijdens het begin van de standfase tot na mid-stance. Vanaf mid-stance zal
de afwikkeling versneld plaatsvinden. Bij
forse contractuurstand zal geen voorvoet-
contact plaatsvinden. Het gebrek aan actieve plantairflexie wordt gecompenseerd
door een grotere pas aan de contralaterale
zijde. De zwaaifase is nauwelijks gestoord.
Om de versnelde afwikkeling vanaf mid-
stance op te lossen kan er een afwikkelver-

traging worden aangebracht onder de
schoen.

6.2.3 Pes valgus of platvoet

Bij pes valgus is het mediale gewelf doorgezakt zodat belasting op de mediale voetrand mogelijk is. Deze verhoogde mediale
voetbelasting kan na verloop van tijd tot
een valgusstand in het kniegewricht en
hierdoor tot een verbreed loopspoor leiden.

6.2.4 Pes equinovarus

Equinusstand gaat vaak samen met een varusstand. De belasting komt volledig op
de buitenboord van de voorvoet. Na verloop van tijd kan er een exorotatie van de
tibia ontstaan. In het frontale vlak onstaat
een genu valgum en in het sagittale vlak

een genu recurvatum. Een hoge orthopedische schoenvoorziening is hier op zijn plaats. Naast hakverhoging dient ook het steunvlak van de schoen naar lateraal verplaatst te worden. Verder moet in het bijzonder aan de laterale zijde de schoen extra verstevigd worden.

6.2.5 Instabiliteit van de enkel

Instabiliteit van de enkel komt het meest voor bij de spastische equinusvoet. Deze instabiliteit kan het best worden opgelost in een halfhoge orthopedische schoen, welke een goede ondersteuning biedt aan het enkelgewricht en tevens de equinusstand oplost. Indien er alleen sprake is van instabiliteit, kan ook een bilaterale onderbeenbeugel overwogen worden.
Bij lichte instabiliteit kan worden volstaan met een verplaatsing van het schoenoppervlak naar lateraal of mediaal, al naargelang de richting waarin de enkel instabiel is.

6.2.6 Podalgie

De afwijking podalgie is afhankelijk van de lokalisatie van het pijnlijke voetdeel. De voetplaatsing is namelijk zodanig dat het pijnlijke deel niet belast wordt. Zo zien we een calcaneusstand bij een pijnlijke voorvoet, een equinusstand bij een pijnlijke hiel. De betrokkene zal op de laterale of de mediale voetrand gaan steunen bij respectievelijk pijn aan de mediale of aan de laterale voetrand. Hoe ernstiger de pijn, hoe korter de standfase zal worden. Bij een pijnlijke enkel zal in equinus belast worden om zodoende de schokken verend op te vangen.

6.2.7 Stampvoet

Een stampvoet komt meestal voor bij sensibiliteitsverlies in de voet, zoals bij tabes dorsalis. De betrokkene krijgt feedback over vloercontact van de vibraties welke opgewekt worden door de voet met een klap neer te plaatsen.

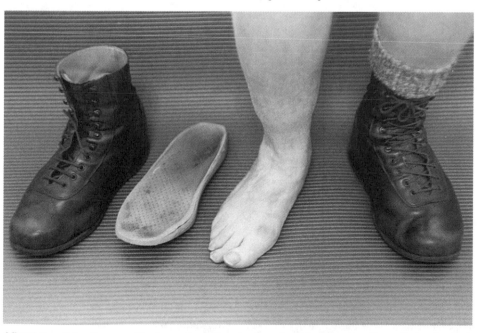

Afbeelding 6.4. De reumatische voet wordt ondersteund met behulp van orthopedisch schoeisel. Daardoor is er een betere enkelstand.

6.2.8 Voetparalysen

Het meest voorkomend zijn de paralysen van de dorsaalflexoren.

Ook kunnen paralysen van de plantair-flexoren optreden. Deze geven vooral aan het einde van de standfase problemen.

We verwijzen hiervoor naar hoofdstuk 8 Neurologische ziektebeelden en hoofdstuk 9 Orthesen.

6.3 Afwijkingen aan de knie

6.3.1 Inleiding

De knie is het grootste gewricht van het menselijk lichaam en moet heel wat flexie-, extensie- en rotatiekrachten kunnen verdragen. De anatomie en biomechanica van het kniegewricht zijn vrij complex in vergelijking met andere gewrichten. De meest voorkomende knieproblemen kan men globaal onderscheiden in:

a structurele instabiliteit: bijvoorbeeld bij artrose of kruisbandletsels, waarbij de passieve structuren ontoereikend zijn;

b actieve insufficiëntie: door verlamming of trauma ontbreekt voldoende actieve controle.

Op basis van deze actieve of passieve instabiliteit kan men een aantal aandoeningen beschrijven.

Botafwijkingen kunnen tijdens de groei ontstaan of na een trauma of fractuur.

Ook reumatische aandoeningen en overbelasting kunnen deze deformiteiten veroorzaken met als gevolg instabiliteit tijdens de standfase.

6.3.2 Genu valgum en varum

Genu valgum en -varum, waarbij respectievelijk de mediale of laterale stabiliteit ontbreekt. De oorzaak kan een groeistoornis zijn, een bandletsel of langdurige

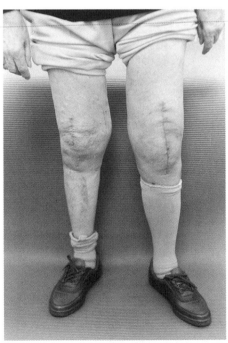

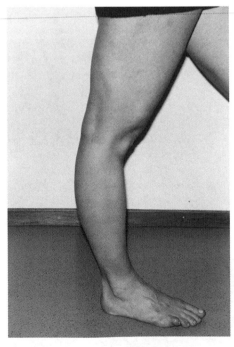

Afbeelding 6.5. Patiënte met endoprothese in beide knieën als gevolg van artrose. Genu valgum werd gecorrigeerd.

Afbeelding 6.6. Genu recurvatum.

overbelasting bij een slecht uitgelijnd gewricht. Tijdens de standfase zal de knie bij genu valgum naar mediaal, bij genu varum naar lateraal uitwijken. Bij een valgusstand zal de binnenboord van de voet meer belast worden en staat de enkel meer in eversie tijdens de steunfase.

Bij overdreven varus verdwijnt tijdens de steunfase de anatomische adductie in de heup. Door het gebrek aan voorspanning van met name de gluteus medius kan een Duchenne plaatsvinden.

6.3.3 Genu recurvatum

Overstrekking wordt in het kniegewricht passief vooral geremd door de collaterale en achterste gewrichtsbanden, door de kruisbanden en door het achterste gewrichtskapsel.

In de standfase wordt de overstrekking vooral voorkomen door het nauwe sensomotorische samenspel van hamstrings, quadriceps en m. gastrocnemius. Veel neurologische ziektebeelden leiden dan ook tot hyperextensie in het kniegewricht. Denk bijvoorbeeld maar aan het hemiplegisch looppatroon. De reumatische knie vertoont aanvankelijk meestal slechts lateraal of mediaal instabiliteit, bijvoorbeeld in de valgusrichting. In een meer gevorderd stadium kan ook een anterior-posterior instabiliteit en hyperextensie ontstaan. Naast deze instabiliteit leidt ook pijn hier vaak tot loopafwijkingen, zoals een korte standfase, verminderde knieflexie en paslengte.

6.3.4 Andere knie-afwijkingen

De in paragraaf 6.3.3 genoemde symptomen treden ook vaak op bij traumata en sportletsels, waarbij een uitvoerig knieonderzoek noodzakelijk is vóór een gerichte behandeling. Stabiliteitstesten (schuiflade-, rotatie- en meniscustesten) zijn noodzakelijk.

Zijn luxaties van het kniegewricht eerder zelden, patellaluxaties en afwijkingen komen frequenter voor. Net zoals bij meniscusletsels zien we hierbij vaak geen volledige extensie van de knie tijdens de standfase. Meestal is de flexie tijdens de zwaaifase verminderd, de paslengte wederom verkort, terwijl de knie ontlast wordt.

Pijn door traumata, rupturen of ontstekingen inhibeert een soepele kniebeweging en kan leiden tot contracturen.

Flexiecontracturen veroorzaken een relatieve beenlengteverkorting en vragen een grotere spieractiviteit van quadriceps en kuitspier. Een extensiecontractuur kan de zwaaifase bemoeilijken en leidt tot compensaties, zoals circumductie, overdreven hielheffing en lateroflexie aan de gezonde zijde.

Orthopedische afwijkingen en paralysen ter hoogte van de knie vereisen vaak een beugelvoorziening. Dit wordt de in hoofdstuk 8 en 9 uitgebreid beschreven.

6.4 Afwijkingen aan heup en bovenbeen

6.4.1 Contracturen en ankylosen rond het heupgewricht

Mechanisch gezien is er geen verschil tussen een contractuur (peri-articulair) en een ankylose/arthrodese (intra-articulair). Kinesiologisch is er wel een duidelijk verschil omdat er bij ankylosen/arthrodesen beperkingen in alle richtingen zijn.

De gevolgen zijn tweeledig, namelijk een absolute of relatieve beenverkorting en een beperking ten aanzien van de propulsie.

■ *Flexiecontractuur*

Een flexiecontractuur veroorzaakt een relatieve beenlengteverkorting (zie hiervoor ook paragraaf 6.1). In de standfase kan er op verschillende manieren gecompenseerd worden.

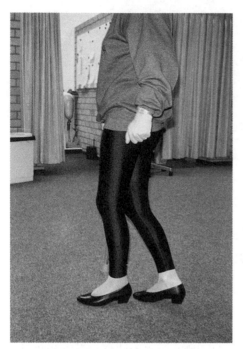

Afbeelding 6.7. Een flexiecontractuur in de heup dwingt ook de knie naar flexie.

Er is altijd een compensatoire knieflexie. Dit vraagt extra inspanning van de gluteaalmusculatuur, de quadriceps en de soleus. Meestal laat de patiënt bij forse contracturen compensatoir aan de contralaterale zijde een even grote heup- en knieflexie zien. Bij lichtere contracturen zal hij de voet van de contractuurzijde in stand vóór de contralaterale voet plaatsen, met als gevolg een lichte bekkendaling en scoliose.

Tijdens het lopen ziet men ook behoorlijke afwijkingen. Om bij een ankylose het aangedane been naar voren te kunnen brengen tijdens de zwaaifase is er een extra extensie in de contralaterale heup nodig.

Om het contralaterale been naar voren te kunnen brengen zal er een hyperlordosering plaatsvinden in de lumbale wervelkolom en een vervroegde knieflexie aan de aangedane zijde.

■ *Abductiecontractuur*

Een abductiecontractuur veroorzaakt een relatieve beenlengteverkorting (zie hiervoor ook paragraaf 6.1). In stand zien we een bekkenscheefstand met compensatoire scoliose.

Het looppatroon vertoont een breed loopspoor. De patiënt is niet in staat via een bekkenbeweging zijn zwaartepunt naar de steunzijde te brengen. Dit moet dus gebeuren door een rompbuiging naar de aangedane zijde, vaak nog gecombineerd met een extra armbeweging richting aangedane zijde. De steunfase zal kort zijn, omdat de patiënt terugvalt op de gezonde zijde.

In sommige gevallen zal de patiënt het loopspoor smaller willen maken door het contralaterale been richting aangedane been te plaatsen door een extra adductie en endorotatie in de heup uit te voeren. De volgende pas van het aangedane been zal echter noodgedwongen weer in abductie uitgevoerd worden. Dit resulteert in een diagonaal verplaatsen. De patiënt zal, ondanks dat hij rechtdoor loopt, zich toch schuin, richting aangedane been, verplaatsen.

Zolang de contractuur aanwezig is, kan de betrokkene een stok gebruiken aan de contralaterale zijde. Vanuit energetisch en cosmetisch oogpunt is dit een gevoelige verbetering. Door gebruik te maken van een stok is het namelijk niet nodig om het lichaamszwaartepunt via rompbuiging en armabductie naar de aangedane zijde te verplaatsen. Ook de zwaaifase van het contralaterale been hoeft niet verkort te worden.

Bij een irreversibele en forse contractuurstand is het zelfs te overwegen om medio-lateraal een schuin verlopende schoenverhoging aan te brengen.

■ *Exorotatiecontractuur*

Rotatie van de heup is nodig om het kniegewricht in het sagittale vlak te brengen.

Bij een exorotatiecontractuur zal de betrokkene, om dit doel te bereiken, een rotatie moeten maken op de bal van de voet om het andere been naar voren te kunnen brengen. Dit leidt tot grotere rotatiebelasting van knie en enkel van het aangedane been.

■ *Adductiecontractuur*

Bij adductiecontractuur is vooral de zwaaifase een probleem. Om het aangedane been naar voren te kunnen brengen moet er een rompverkorting worden uitgevoerd aan de aangedane zijde. Dit vraagt een extra inspanning van de abductoren van het gezonde standbeen. Het gezonde been wordt met lichte circumductie langs het aangedane been gebracht.

Een stok aan de contractuurzijde helpt tijdens de zwaaifase het aangedane been naar voren en ontlast tevens de abductoren aan de gezonde zijde. Hetzelfde beeld zien we vaak bilateraal bij adductorenhypertonie.

6.4.2 Instabiliteit in de heup

Bij instabiliteit in de heup zijn de abductoren en de rotatoren van het standbeen niet in staat om het bekken op het standbeen te fixeren. Hierdoor zakt het bekken aan de gezonde zijde naar beneden tijdens de standfase op het aangedane been. Men spreekt hierbij van een positieve Trendelenburg. Oorzaak van de insufficiëntie kan een parese van de abductoren zijn. De insufficiëntie kan ook worden veroorzaakt door een hoogstand van de trochanter major, zoals bijvoorbeeld bij een coxa vara, een congenitale heupdysplasie of een coxarthrose.

6.4.3 Coxalgie

De belasting op het heupgewricht bij het gaan is ongeveer gelijk aan 3 maal het lichaamsgewicht. Dit kan oplopen tot 3,3-3,5 maal het lichaamsgewicht bij normaal gaan en tot 5 maal het lichaamsgewicht bij rennen (Brand, 1980; Rydell, 1973, zie afb. 2.8).

In het algemeen zal pijn in een gewricht (dit kan de heup zijn, maar we zien dit ook bij knie en enkel) leiden tot het aannemen van een stand waarbij de druk in het gewricht het laagst is. Vaak is dit lichte flexie. Tegelijkertijd wordt de belasting zo laag mogelijk gehouden. Dit betekent dat de patiënt in stand op twee benen het aangedane pijnlijke been gaat ontlasten ten nadele van het gezonde been. Tijdens lopen zal de belastingsfase zo kort mogelijk worden gehouden. Hierdoor wordt de steunfase van het aangedane been en de zwaaifase en paslengte van het gezonde been korter. Verder zal de patiënt vaak in de steunfase op het pijnlijke been zorgen dat de extra gewrichtsbelasting door de aanspanning van de gluteus medius zo laag mogelijk blijft. Hij doet dit door het lichaamszwaartepunt boven het standbeen te brengen via een rompbuiging naar de aangedane zijde ofwel duchenneren (is lopen met positief teken van Duchenne).

Het gebruik van een stok aan de contralaterale zijde kan deze kracht met 30% doen verminderen. Vanwege de lange momentarm wordt de heup dan aanzienlijk ontlast (zie afb. 2.8).

Overigens is bij coxalgie vermindering van het lichaamsgewicht van bijzonder belang. Iedere kg afname van het lichaamsgewicht geeft een vermindering van 3 kg heupbelasting.

Bij noodzaak tot het dragen van een last, dient dit aan de ipsilaterale zijde te gebeuren. Op deze manier wordt de dragende heup het best ontlast en blijft de andere hand vrij om een stok te gebruiken (Neumann, 1989).

6.5   Romp- en wervel-kolomproblematiek

De meest voorkomende romp- en wervel-kolomproblemen zijn rugklachten, artrose, wervelletsels of reumatische aandoeningen (denk bijvoorbeeld aan een hernia, of minder erg een verschot of een blokkade, of aan M. Bechterew). Ook wervelkolomstandsafwijkingen, zoals scoliose, leiden tot een afwijkend looppatroon.
Het zou te ver leiden, om al deze afwijkingen uitvoerig te beschrijven. Meestal leiden deze klachten tot een bewegingsbeperking in de romp, al of niet gepaard gaande met pijn.
Bij de analyse vallen een verminderde rompbeweeglijkheid en romprotatie op, hetgeen leidt tot een minder mooi coördinatief looppatroon, een groter energieverbruik en meestal compensatoire bewegingen in de extremiteiten.
Ook bij korsetgebruik treden deze symptomen vaak op, vooral wanneer schouders en bekken niet voldoende bewegingsruimte krijgen ten opzichte van de wervelkolom.

Literatuur

Bos, J.C. De invloed van de benaderingswijze van de heup op de loopfunctie na een totale heupplastiek. Uniprint, Amsterdam, 1994.

Brand, R.A. The effect of cane use on hip contact force. Clin Orthop. 1980; 147: 181 - 184.

Inman, V.T., e.a. Human Walking. Williams and Wilkins, Baltimore, 1981.

Neuman, D.A. Biomechanical analysis of selected principles of hip joint protection. Arthritis care 1989; 146 - 155.

Rydell, N. Biomechanics of the hip joint. Clin Orthop. 1973; 92: 6 - 15.

Perry, I. Gait analysis. Slack Incorporated, Thorofare, 1992.

Whittle, M. Gait analysis: an introduction. Butterworth-Heinemann, Oxford, 1991.

Winter, D. The biomechanics and motor control of human gait. University of Waterloo Press, Waterloo, 1989.

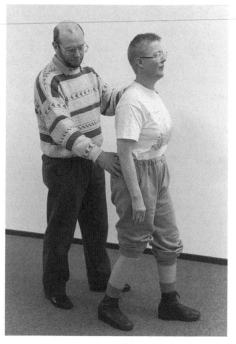

Afbeelding 6.8. De therapeut faciliteert de romp- en heupextensie. Patiënte met reumatoïde arthritis.

7   Amputaties

7.1   Inleiding

In het bestek van dit boek is het niet mogelijk om alle amputatieniveaus uit bovenstaand overzicht uitgebreid te behandelen. We zullen ons beperken tot het bespreken van de onderbeenamputatie en de beenamputatie. Het is vanzelfsprekend dat de problemen op gebied van loopafwijkingen groter worden naarmate de amputatie zich op een hoger niveau bevindt.

Bij de prothese worden net zoals bij de normaalgang, twee belangrijke fasen onderscheiden, namelijk de steunfase en de zwaaifase. In de zwaaifase moet de prothese aan de gebruiker bevestigd blijven. Hiervoor zijn verschillende ophangsystemen ontwikkeld. Elk systeem zal krachten opwekken welke zullen proberen de prothese van de amputatiestomp te trekken (zwaartekracht en een middelpuntvliedende kracht).

> 'De kracht tussen stomp en koker kan in de zwaaifase tweemaal zo hoog zijn dan we op grond van het gewicht kunnen verwachten'.
>
> (P. Van de Veen, 1995)

In de steunfase zal de afstoot van het lichaam via de amputatiestomp en de prothese moeten gebeuren. Dit heeft als consequentie dat er ter hoogte van de stomp normaalkrachten en schuifkrachten worden ontwikkeld, welke constant van grootte zijn en van richting veranderen tijdens de verschillende fasen van de steunfase.

Verder zullen de verschillende protheseonderdelen, welke de normale anatomische structuren vervangen, specifieke kenmerken vertonen die van invloed zijn op het loopbeeld. Om dit met een voorbeeld duidelijk te maken: geen enkele

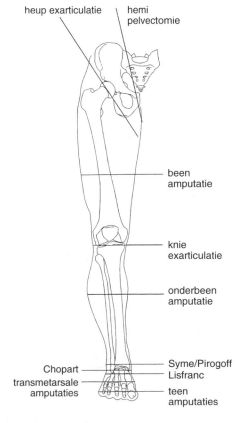

Afbeelding 7.1. Verschillende niveaus van amputeren.

prothesevoet is in staat om een actieve plantairflexie te leveren in het laatste gedeelte van de steunfase. Als gevolg hiervan zal het loopbeeld van de geamputeerde gestoord zijn in deze fase van de loopcyclus, vergeleken met het normale lopen welke in het begin van dit boek besproken is. De loopafwijking is inherent aan het amputatieniveau en de prothese. We zullen dit soort afwijkingen dan ook in een aparte paragraaf bespreken en het 'het normale looppatroon van de onderbeengeamputeerde' en 'het normale looppatroon van de beengeamputeerde' noemen. In een volgende paragraaf worden dan de loopafwijkingen, veroorzaakt door het gebruiker-prothese-systeem, besproken.

7.2   Transtibiale amputaties

7.2.1   De amputatie

Als ideale stomplengte wordt 15 cm aangegeven. Tegenwoordig kunnen echter stompen die korter zijn (tot 7-8 cm) ook goed van een prothese worden voorzien. Meestal betreft het een stomp waarbij geamputeerd is volgens de methode met de lange achterflap.

Volgens deze methode wordt de m. soleus los geprepareerd en integraal verwijderd. De oppervlakkige (m. gastrocnemius) kuitmusculatuur is meer dan voldoende om een goede polstering van de stomp te krijgen. De tibia wordt aan de voorzijde schuin afgevlakt en de fibula iets korter gemaakt dan de tibia. Dit alles om een zo goed mogelijk afgeronde, conisch gevormde stomp te krijgen.

De onderbeenstomp is slechts gedeeltelijk (± 30%) op het stompuiteinde te belasten. Dit betekent dat er indirecte steun moet gezocht worden ter hoogte van het kniegewricht. Het gevolg hiervan is dat er gebruik moet worden gemaakt van indirecte krachtsoverbrenging tussen stomp en koker.

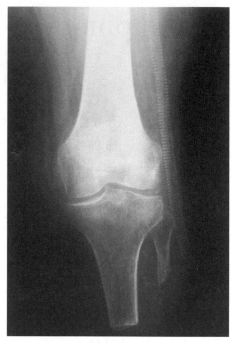

Afbeelding 7.2.   Röntgen-opname van een onderbeenamputatie met nog aanwezige vaatplastiek.

Dit in tegenstelling tot de syme-amputatie die ter hoogte van het enkelgewricht wordt uitgevoerd en wel een volledige belasting op het stompuiteinde mogelijk maakt (zie afb. 7.3a).

7.2.2   De prothese

■ *Kokers*

Tot in 1963 was als voorziening voor dit niveau alleen de conventionele onderbeenprothese bekend, bestaande uit een onderbeenkoker en een dijbeenmanchet, met elkaar verbonden door een éénassig kniescharnier. Deze prothese is ontworpen door de Nederlander Verduin (einde 17de eeuw). Ze wordt tegenwoordig nog slechts gebruikt bij slecht te belasten stompen en/of bij problemen ter hoogte van het kniegewricht (instabiliteit, krachtsverlies, afb. 7.3b).

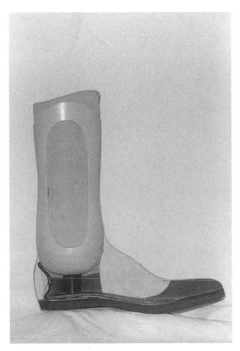

Afbeelding 7.3a. Syme-prothese volgens Hanssen.

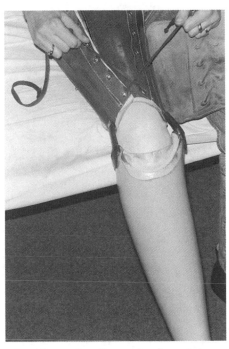

Afbeelding 7.3b. Conventionele onderbeen-prothese.

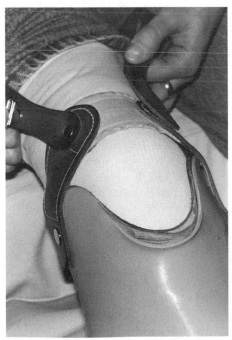

Afbeelding 7.3c. PTB- (Patella Tendon Bearing) prothese.

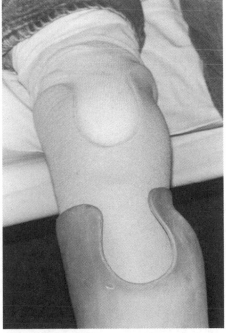

Afbeelding 7.3d. KBM- (Kondylen Bettung Munster) prothese.

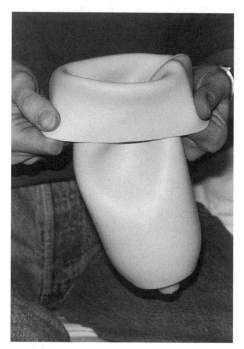

Afbeelding 7.3e. Siliconen binnenkoker (ICROSS) voor beenprothese.

Het dijbeenmanchet vervult hierbij een dubbele functie: namelijk ophangsysteem tijdens de zwaaifase en het leveren van extra steunoppervlak tijdens de steunfase. Door het op deze manier toevoegen van extra oppervlakte wordt de druk per oppervlakte-eenheid verminderd (druk= kracht/oppervlakte).

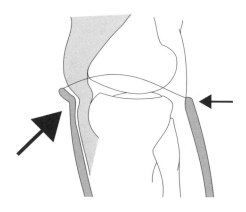

Afbeelding 7.4. PTB-opvang.

In 1963 ontwikkelde Rathcliff aan de universiteit van Californië de PTB-prothese (PTB = Patella Tendon Bearing) met een ondersteuning ter hoogte van het ligamentum patellae.

Deze regio is niet zomaar lukraak gekozen. Het ligamentum patellae is een stevige, verende, maar toch indrukbare structuur, gelegen onder een huidregio die goed belastbaar is. Om de gebruiker op dit systeem te laten belasten, is het nodig dat er tegendruk wordt gegeven aan de achterzijde, ter hoogte van de knieholte (afb. 7.4).
Om de prothese tijdens de zwaaifase niet te laten afzakken, werd een supra-patellaire, deels leren, deels elastische, band bevestigd rond het bovenbeen, net boven de knieschijf (afb. 7.3c).
Op dit PTB-principe is door verschillende onderzoekers voortgeborduurd. In het bijzonder in de ophanging ging men verder zoeken om deze te verbeteren. Een van de meest bekende varianten is de KBM (Kondylen Bettung Munster). Hierbij wordt het patellabandje vervangen door een hogere opbouw van de prothesekoker aan de mediale en aan de laterale zijde. Deze hoge, licht verende, 'flappen' reiken tot over de condyli van het femur en voorkomen afzakken tijdens de zwaaifase (afb. 7.3d).
Een van de laatste ontwikkelingen zijn de siliconenbinnenkokers. Ze kunnen worden verdeeld in systemen die tevens de ophanging van de prothese aan de stomp verzorgen en in systemen die alleen voor een betere drukverdeling zorgen (afb. 7.3e).
Door de verbeterde drukverdeling wordt een groter oppervlak van de stomp aangesproken om te belasten. Hierdoor wordt de druk per oppervlakte-eenheid verlaagd. Siliconenkokers die tevens de ophanging verzorgen, schakelen de wrijving tussen stomp en koker vrijwel uit. Deze wrijving vindt normaal gesproken plaats

als de koker in de zwaaifase van de stomp wegzakt en opnieuw optreedt op het ogenblik dat de prothese weer belast wordt (pomp-effect).

■ *Prothesevoeten*

Het past niet binnen het bestek van deze uitgave om uitgebreid een aantal prothesevoeten te gaan bespreken. We beperken ons tot het bespreken van de algemene invloed van de prothesevoet op het looppatroon.

De prothesevoet werkt ongunstig op de kniestabiliteit bij hielcontact omdat de belastingslijn achter het kniegewricht ligt. De zwaaifase kan moeilijker worden ingezet omdat op dit ogenblik de belastingslijn vóór het kniegewricht loopt en dus eigenlijk een extensiemoment veroorzaakt, terwijl flexie nodig is. Het vraagt dus extra inspanning van de gebruiker om zijn prothesevoet 'zo normaal mogelijk' te laten afwikkelen.

Ook de zijdelingse stabiliteit is van belang. Een voet zonder pro- of supinatiemoge-lijkheid geeft een stabiele basis om te belasten en dus veel zekerheid aan de gebruiker. Tegelijkertijd echter beperkt deze zijn bewegingsvrijheid in de mediolaterale richting.

'Energy-storing voeten' zijn uitgerust met een bladveer welke tijdens de afwikkeling wordt ingedrukt en op het einde van de steunfase terugveert en zo de inzet van de zwaaifase vergemakkelijkt. Hier moet duidelijk gesteld worden dat geen énkele prothesevoet in staat is om een actieve plantairflexie uit te voeren.

Juist omdat de prothesevoet aan het einde van de 'slinger' is bevestigd, is zijn gewicht van invloed op de krachten die de prothese van de stomp proberen te trekken tijdens de zwaaifase. Bij gelijke eigenschappen is het daarom van belang om de lichtste voet te kiezen. Het verdient verder geen betoog dat dùs ook de aan de prothesevoet bevestigde schoen zo licht mogelijk is!

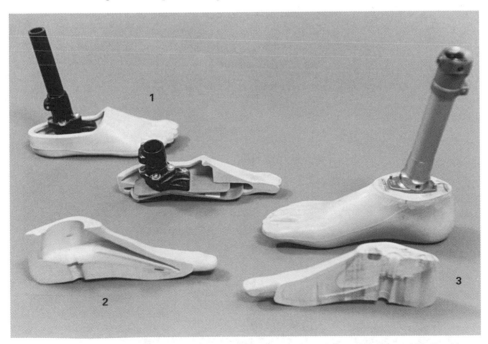

Afbeelding 7.5. Prothesevoeten: 1 quantumvoet, 2 Seatle foot, 3 dynamische voet (O. Bock).

■ *Uitlijning*

Zowel de eigenschappen van de toegepaste voet als de uitlijning van de prothese kunnen van invloed zijn op het looppatroon van de gebruiker. Met uitlijning van de prothese wordt bedoeld de stand van de voet en de koker ten opzichte van elkaar.

Ter illustratie, zonder volledig te willen zijn, bespreken we enkele uitlijnproblemen welke kunnen optreden bij onderbeenamputaties.

Koker-voet relatie in het sagittale vlak

– koker te ver naar voren (afb. 7.6a):
  • de koker staat te ver naar voren, in relatie tot de voet;
  • de belastingslijn ligt vóór het centrum van het steunoppervlak, dit veroorzaakt een knieflexiemoment;
  • de verkorte voorvoethefboom forceert knieflexie en zorgt dat de voet snel van heel-strike naar mid-stance klapt;
  • de stomp krijgt een verhoogde druk te verwerken postero-proximaal en antero-distaal;

– koker te ver naar achteren (afb. 7.6b):
  • de koker te ver naar achteren of de voet te ver naar voren;
  • de belastingslijn loopt achter het centrum van het steunoppervlak, dit veroorzaakt hyperextensie in de knie;
  • de voorvoet hefboom is langer, dit veroorzaakt een vertraging van mid-stance tot toe-off; de knieflexie wordt moeilijker;
  • de stomp krijgt een verhoogde druk proximaal-anterior en distaal-posterior;

– dorsaalflexie van de voet (afb. 7.6c):
  • de belastingslijn loopt anterior van het centrum van de steunbasis, dit drukt de knie in flexie;
  • de afwikkeling is versneld van mid-stance tot toe-off; de prothese lijkt te kort; dit is toe te schrijven aan de verhoogde knieflexie, welke gecombineerd wordt met overdreven heupflexie;
  • de stomp krijgt verhoogde druk proximaal-posterior en distaal-anterior;

– voet te veel in plantair-flexie (afb. 7.6d):
  • de belastingslijn loopt posterior van het centrum van de steunbasis, dit drukt de knie in extensie;

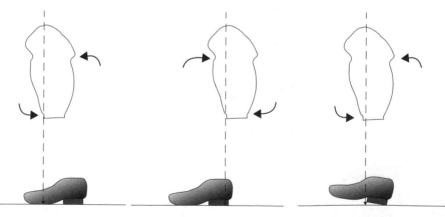

Afbeelding 7.6a.
De koker staat te ver naar voren.

Afbeelding 7.6b.
De koker staat te ver naar achteren.

Afbeelding 7.6c.
Voet in dorsaalflexie.

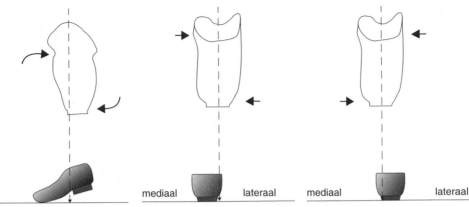

Afbeelding 7.6d.
Voet in plantaire flexie.

Afbeelding 7.6e.
Voet te ver naar mediaal.

Afbeelding 7.6f.
Voet te ver naar lateraal.

- de afwikkeling is vertraagd van mid-stance tot toe-off; de prothese lijkt te lang; dit is toe te schrijven aan de verhoogde knie-extensie;
- de stomp krijgt verhoogde druk proximaal-anterior en distaal-posterior;
- de geamputeerde abduceert en maakt een externe rotatie om overdreven druk op de stomp te vermijden. Hij kan ook compenseren door hielheffing aan de gezonde zijde of bekkenheffen aan de aangedane zijde.

Koker-voet relatie in het frontale vlak

— voet te ver naar mediaal (afb. 7.6e):
  - de belastingslijn loopt lateraal ten opzichte van het centrum van het steunoppervlak, dit drukt de knie in varus;
  - de stomp krijgt verhoogde druk proximaal-mediaal en distaal-lateraal;
  - het loopspoor is versmald;
  - dit geeft tijdens het lopen laterale instabiliteit; hierdoor wordt meer inzet van de heupabductoren gevraagd om de balans te hervinden en de stompdruk te verminderen;

— voet te ver naar lateraal (afb. 7.6f):
  - de belastingslijn loopt mediaal ten opzichte van het centrum van het steunoppervlak, dit drukt de knie in valgus;
  - de stomp krijgt verhoogde druk proximaal-lateraal en distaal-mediaal;
  - het loopspoor is verbreed;
  - hier wordt meer inzet van de adductoren gevraagd, dit kan gepaard gaan met rompneiging naar de geamputeerde zijde;

— supinatie van de voet (afb. 7.6g):
  - voetsupinatie vermindert de balansoppervlakte en verplicht de geamputeerde op de buitenzijde van de voet te lopen;

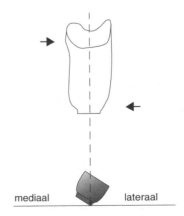

Afbeelding 7.6g. Voet in supinatie.

- de belastingslijn loopt lateraal van het centrum en veroorzaakt een varusmoment;
- de stomp krijgt een verhoogde druk proximaal-mediaal en distaal-lateraal;

— voet in pronatie (afb. 7.6h):
- pronatie van de voet vermindert de balansoppervlakte en verplicht de geamputeerde op de binnenzijde van de voet te lopen;
- de belastingslijn loopt mediaal van het centrum en veroorzaakt een valgusmoment;
- de stomp krijgt een verhoogde druk proximaal-lateraal en distaal-mediaal.

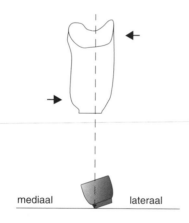

mediaal   lateraal

Afbeelding 7.6h. Voet in pronatie.

7.2.3 Het normale loopbeeld

Het normale loopbeeld van een onderbeengeamputeerde is op een aantal onderdelen anders dan het normale loopbeeld zoals in het begin van dit boek is besproken. Bij de observatie van het loopbeeld zoekt men naar indicaties van een goed looppatroon, zoals: geen varus- of valgusafwijking tijdens de mid-stance, geen lateraalbeweging van de knie, geen overdreven lateroflexie van de romp en een goede knie-controle gedurende alle onderdelen van de steunfase.

Bij heel-strike moet er onmiddellijk een goede belasting gegeven worden op de hiel van de prothese om zo een goede stabilisering van de prothesevoet op de grond te verkrijgen. Afhankelijk van het type voet zal de foot-flat iets later plaatsvinden dan bij het normale lopen. De prothesegebruiker zal in deze fase de vastus medialis moeten aanspannen om het flexiemoment dat op dit ogenblik wordt veroorzaakt, tegen te gaan of alleszins onder controle te krijgen. Bij onvoldoende kracht van de vastus medialis of bij angst zal de prothesegebruiker in deze fase proberen zijn knie gestrekt te houden. Als dit niet mogelijk is, zal onder invloed van het flexiemoment de prothesevoet tot foot-flat kantelen en een forse knieflexie veroorzaken.

De fase van foot-flat tot heel-off moet over de prothesevoet afgewikkeld worden. De kracht hiervoor wordt vooral aangeleverd door het afzetbeen. Vanaf het ogenblik net voor heel-off wordt de knie aan de prothesezijde in extensie gedrukt onder invloed van de voorvoethefboom. De actieve plantairflexie die bij normaal lopen op dat moment wordt ingezet, in combinatie met knie-extensie, om de zwaaifase van het andere been te ondersteunen, mist de prothesegebruiker volledig. Als gevolg hiervan vindt de zwaaifase van het andere been eerder een einde. Hierdoor wordt de zwaaiduur alsmede de pas aan de gezonde zijde korter.

Vanaf toe-off wordt de zwaaifase van het prothesebeen ingezet. De inzet van de zwaaifase kan positief worden beïnvloed door gebruik te maken van een prothesevoet met een veer. Op het moment dat de zwaaifase begint veert deze terug tot haar normaalstand. Dit is de zogenaamde energy-storing voet.

7.2.4 Loopafwijkingen

Om een goed oordeel te kunnen vormen over de oorzaken van een welbepaalde afwijking, is het belangrijk om juist te kun-

nen bepalen tijdens welke fase van de afwikkeling de afwijking plaatsvindt. De
volgende fasen worden geobserveerd:

1 tussen heel-strike en mid-stance
(steunopvang);
2 mid-stance (vol contact);
3 tussen mid-stance en toe-off (afzet).

■ *Ad 1 : tussen heel-strike en mid-stance*

Overdreven knieflexie: bij het normale looppatroon is de knie in bijna volledige extensie bij heel-strike. Onmiddellijk hierna
begint de knie te flecteren en gaat hiermee
door, totdat de voetzool plat op de grond
is. Bij normale loopsnelheden, van 90-130
stappen per minuut, is de grootste flexie
ongeveer 15-20° na heel-strike. De onderbeengeamputeerde kan deze uitslag
overschrijden om een van de volgende redenen:
— overdreven dorsiflexie van de voet, of
overdreven naar voren hellen van de
koker. Normaal is voetcontact met de
vloer na heel-strike het resultaat van de
enkel- en knieflexie. Indien de voet te
fors in dorsiflexie geplaatst wordt, of
de koker meer dan 5° naar voren helt,
is bijkomende knieflexie nodig om toe
te laten dat de voet op de grond komt
na heel-strike;
— overdreven stijve hielbumper. Ook
hier moet de knie weer meer buigen
om de voetzool aan de grond te krijgen;
— overdreven naar voren plaatsing van de
koker. De afstand tussen de actielijn
van de krachten en het steunpunt van
de hiel op de grond wordt vergroot.
Het krachtmoment dat de rotatie rond
het steunpunt veroorzaakt wordt vergroot als de koker meer naar voren geplaatst wordt;
— flexiecontractuur.

Insufficiënte of afwezige knieflexie:
— overdreven plantairflexie van de voet.
Bij het normale lopen ontstaat na heel-
strike een lichte flexie van de knie en

op het einde hiervan komt de voet plat
op de grond. Indien nu de voet te veel
in plantairflexie staat, komt de voet te
vroeg plat op de vloer, zodat de normale knieflexie na heel-strike niet kan
plaatsvinden;
— overdreven zachte hielbumper. Hierdoor komt de plantairflexie te vroeg,
en door dit vervroegd contact met de
vloer vermindert de knieflexie;
— te ver naar posterior verplaatsen van de
koker ten opzichte van de voet. Er ontstaat een extensiemoment in de knie;
— antero-distaal koker discomfort. Het
lichaamsgewicht dragen met de knie
gebogen is alleen mogelijk als de quadriceps met een voldoende aanspanning de uitslag van de flexie controleert. Bij een aanspannen van de
quadriceps wordt de druk tussen de
antero-distale delen van de stomp en
koker flink verhoogd. Om deze pijn tegen te gaan, probeert de patiënt zo te
lopen dat de knie gestrekt blijft in
plaats van gebogen;
— te weinig kracht van de quadriceps.
Hierbij zal de geamputeerde op dezelfde manier gaan compenseren als hierboven. Hij zal de knie in extensie duwen, en zodoende de nood aan
quadriceps-actie verminderen;
— gewoontehouding. Als de patiënt lange
tijd met een conventionele prothese
met dijbeencorset heeft gelopen, zal
hij met een overschakeling naar een
'korte' prothese moeite hebben.

■ *Ad 2 : mid-stance*

Overdreven laterale afwijking van de prothese:
wanneer dit optreedt drukt de mediale
kokerrand tegen de stomp, terwijl de laterale wand gaapt. Een licht optreden van
dit naar lateraal wijken is normaal, doch
wanneer dit overdreven optreedt gaat de
geamputeerde klagen over te grote druk
mediaal en een overrekking van de knie-
ligamenten kan het gevolg zijn. Oorzaken
kunnen zijn:

– overdreven naar mediaal plaatsing van de prothese-voet. Dit geeft een krachtenkoppel met het bovengemelde resultaat. Meestal kan het verholpen worden door een 'out-set' van de prothesevoet;

– mediolaterale kanteling van de koker. Als de koker in abductie geplaatst is, dan zal de prothese naar lateraal leunen. Dit geeft een verhoging van de druk op de mediale rand van de voet. Het kan verholpen worden door de koker meer in adductie te plaatsen.

■ *Ad 3: tussen mid-stance en toe-off*

Te vroege knieflexie (drop-off): bij normaalgang wordt juist voor heel-off de knie gestrekt. Bij heel-off begint de flexie.
Deze bewegingsomkeer vindt plaats als het zwaartepunt over de metatarso-falangeale gewrichten passeert. Indien dit te vroeg gebeurt, treedt de knieflexie ook te vroeg op. Oorzaken kunnen zijn:

– overdreven naar voren plaatsing van de koker ten opzichte van de voet. Hoe verder de koker naar voren geplaatst is, hoe dichter de krachtslijn bij het afwikkelpunt van de voet komt te liggen;

– te ver naar achteren plaatsing van het afwikkelpunt van de prothesevoet;

– overdreven dorsiflexie van de voet, of overdreven naar voren kanteling van de koker;

– zachte dorsiflexie-bumper.

Vertraagde knie-flexie: dit is het omgekeerde van de vorige paragraaf en de oorzaken zijn dan ook het tegenovergestelde van de oorzaken hieronder genoemd.

7.3 Transfemorale amputaties

7.3.1 De amputatie

De gemiddelde beenstomp kan slechts gedeeltelijk op het stompuiteinde worden

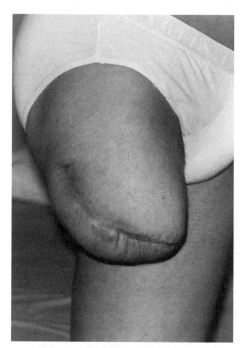

Afbeelding 7.7. Een korte beenstomp.

belast, zodat de problemen welke reeds bij de onderbeenamputatie werden aangegeven, hier terugkomen. Belangrijk is dat het femuruiteinde goed met spieren wordt bedekt. Hiervoor worden de verschillende spiergroepen over het femureinde heen aan elkaar gehecht. Dit noemt men myoplastiek. Er wordt zo een goede weke-delenbedekking verkregen en tevens krijgen de ingekorte spieren opnieuw een aanhechting, zodat ze de mogelijkheid houden om te contraheren. Deze mogelijkheid tot contractie wordt gebruikt om de prothese tijdens de zwaaifase 'vast te houden' en op die manier ondersteuning te bieden aan het aanwezige ophangsysteem.

Bij een amputatie door het kniegewricht, de knie-exarticulatie, wordt het ligamentum patellae vastgehecht op de aanhechting van de kruisbanden. Deze amputatiestomp kan volledig worden belast op het stompuiteinde. Hierdoor is ook de prothesekoker eenvoudiger van constructie gezien de directe krachtsoverbrenging.

7.3.2 De prothese

■ De koker

Tot de jaren vijftig was het enige koker-model voor beengeamputeerden de *trompetkoker*. Dit was een koker waarin de patiënt zijn stomp liet zakken tot hij niet meer verder kon. Op deze manier wordt de druk op de stomphuid erg hoog, omdat er nergens een horizontaal vlak is om direct kracht over te brengen.

In 1954 introduceerde Radcliff het principe van de quadrilaterale koker (samen met Inman, Eberhart en Wilson), gebaseerd op een Duits idee uit 1949. Bij de quadrilaterale socket worden de volgende principes gehanteerd:

— het lichaamsgewicht wordt over een zo groot mogelijke oppervlakte verdeeld;
— er wordt een horizontaal vlak gecreëerd ter hoogte van de tuber ossis ischii;
— compressie van het zachte weefsel kan worden gebruikt om gewicht te dragen;
— de vorm van de koker maakt het de musculatuur mogelijk om te contraheren;
— de koker staat in lichte beginflexie en lichte adductie.

Nadelen van de quadrilaterale koker zijn:

1 het femur beweegt als een klepel in de weke delen. Dit leidt tot een verhoogde lateraal-distale druk op het femur. Om deze druk te verminderen gaat de patiënt naar lateraal overhangen;
2 door de abductie van het femur verslapt en verkort de m. gluteus medius. Er is geen blokkering en geen krachtenevenwicht om een femurverschuiving te voorkomen. De tuber ischiadicum gedraagt zich als een draaipunt;
3 om de tuber op de tuberrand te houden moet de anteroposteriore afmeting van de koker nauw zijn. Dit geeft druk in een gevoelig gebied en vermindert het zitcomfort.

IRC (Ischial Ramus Containment)-koker: de nadelen van de quadrilaterale koker, zoals hierboven genoemd, worden door de IRC-koker grotendeels opgevangen (afb. 7.9 en 7.10).

Het femur is mediolateraal in de koker gestabiliseerd doordat de trochanter major en de ramus in de koker zitten. Dit geeft een soort wigeffect. Ook de tuber ischiadicum zit volledig in de koker. Dit geeft een driepuntsfixatie.

Door de nauwe koker liggen de belastingdragende gedeelten van de koker direct

quadrilaterale koker

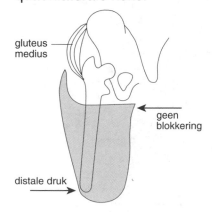

ischial ramus containment

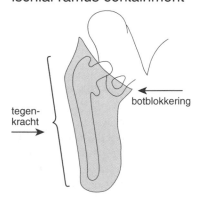

Afbeelding 7.8. Distale druk ten gevolge van afwezigheid van benige blokkade bij quadrilaterale koker.

Afbeelding 7.9. Botblokkering ter hoogte van de ramus bij de IRC-koker.

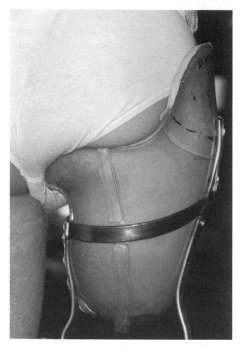

Afbeelding 7.10.   Ramusfixatie bij IRC-koker.

tegen de skeletdelen. Dit vermindert de beweging die kan ontstaan in tussenliggende zachte weefsels. Om tijdens de zwaaifase deze prothese aan het lichaam bevestigd te houden, wordt gebruik gemaakt van een zuigophanging, waarbij er een vacuüm wordt gecreëerd tussen stomp en koker. Indien dit niet mogelijk is, moet worden gekozen voor een externe ophanging door middel van een bekkenbandage.

■ *Protheseknieën*

De functie van het anatomisch kniegewricht is meervoudig. De beginflexie bij het neerplaatsen van de voet zorgt, samen met plantairflexie in de enkel, voor een schokdempend effect. Door een afwisseling van flexie en extensie tijdens de steunfase wordt het zwaartepunt zo weinig mogelijk tegen de zwaartekracht in verplaatst zodat het energieverbruik zo laag mogelijk blijft. Door vanaf heel-off een extensie uit te voeren, in samenspel met plantairflexie in de enkel, produceert

het kniegewricht de voortstuwing van het lichaam. Door tijdens de zwaaifase een grote flexiehoek te produceren wordt ervoor gezorgd dat het been zodanig wordt verkort dat het zonder bekkenheffing onder het lichaam door kan zwaaien. Verder wordt door deze flexie ook de effectieve slingerlengte van het hele been verkort waardoor ook de slingertijd korter wordt. Het uitvoeren van deze verschillende functies vergt naast de nodige mobiliteit vooral spierkracht, afwisselend in stabiliserende, excentrische en concentrische vorm. Voorgaande functies zijn voorlopig niet te combineren in één kunstkniegewricht.

De functie van gecontroleerde flexie tijdens de steunfase is voorlopig nog slechts in twee kniegewrichten aanwezig (namelijk de 3R60 van de firma Otto Bock (15°) en de total knee (4°) van Century Innovations). Stabiliteit in de steunfase wordt verkregen door remmende systemen in het kniegewricht in te bouwen en/of door

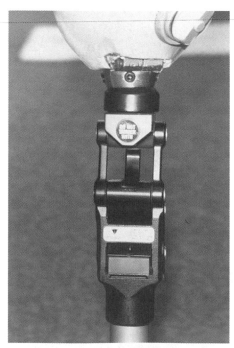

Afbeelding 7.11a.   Protheseknieën: 7-assige knie met zwaaifaseregeling en stabilisatie in steunfase (total knee).

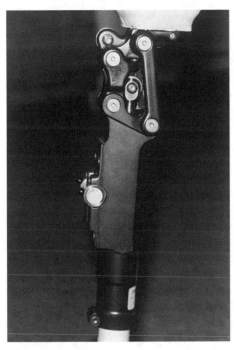

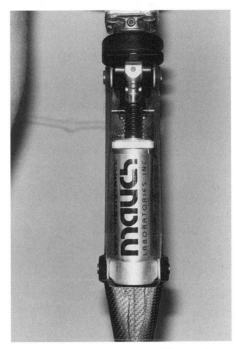

Afbeelding 7.11b. Protheseknieën: 4-assige knie met zwaaifaseregeling.

Afbeelding 7.11c. Achteraanzicht prothese-knie met zwaaifaseregeling en steunfase-controle.

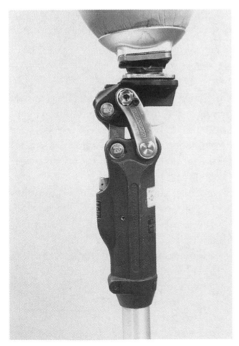

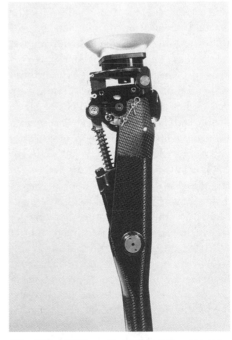

Afbeelding 7.11d. Stabiele vierassige knie met zwaaifaseregeling (TEH-LIN).

Afbeelding 7.11e. Eenassige knie met remming in de steunfase (Endolite).

het gewricht meerassig te maken, zodat door de stand van de assen ten opzichte van elkaar het virtuele draaipunt van een dergelijke knie achter de belastingslijn komt te liggen.

De zwaaifase begint men al aardig onder controle te krijgen. Moderne protheseknieën zijn allen uitgerust met pneumatische of hydraulische zwaaifaseregelaars. Meestal zijn ze echter slechts instelbaar voor één loopsnelheid. Ook hier komt verandering in. De ip-knie (Intelligent Prosthesis) van de firma Endolite beschikt over een programmeerbare computerchip, zodat er verschillende zwaaisnelheden, aangepast aan de gebruiker, kunnen worden ingesteld. Deze knie detecteert veranderingen in de snelheid van voortbewegen van de gebruiker en past hier automatisch zijn zwaaisnelheid op aan.

7.3.3 Het normale loopbeeld

Net als bij het normale lopen van een onderbeengeamputeerde moet er bij heelstrike onmiddellijk een goede belasting worden gegeven op de hiel van de prothesevoet om zo een goede stabilisatie van de prothese op het vloeroppervlak te verkrijgen. Afhankelijk van het type prothesevoet zal foot-flat iets later plaatsvinden dan bij het normale lopen. Behalve bij de protheseknieën met een gecontroleerde flexiemogelijkheid zal het prothesekniegewricht gedurende de hele steunfase gestrekt blijven. De stabilisatie van deze strekking wordt geleverd door de meerassige constructie en/of de extra ingebouwde remming. Doordat het kniegewricht in de steunfase niet buigt, zal het zwaartepunt een grotere verplaatsing opwaarts maken dan bij het normale lopen.

Door het ontbreken van de gecombineerde actie van knie-extensie en plantairflexie van de enkel op het einde van de steunfase zal de zwaaifase van de gezonde zijde eerder ophouden en zal de pas van de gezonde zijde nog korter zijn dan al het geval was bij de onderbeengeamputeerde. Omdat de push-off ontbreekt moet de kracht om het zwaartepunt boven het gezonde been te brengen geleverd worden door de gluteaalmusculatuur aan de gezonde zijde.

De zwaaifase van het prothesebeen zal, behalve bij de ip knie, een vaste snelheid hebben en dus niet aangepast worden aan de snelheid van voortbewegen.

Omdat bij een beenprothese het zwaartepunt op de helft en zelfs nog lager ligt, terwijl dit bij een normaal been op ongeveer een derde van de beenlengte (van bovenaf gerekend) ligt, zal de slingertijd van een prothese dus altijd groter zijn dan die van het gezonde been (Van de Veen, 1995).

Er is dus een duidelijke asymmetrie tussen het prothesebeen en het gezonde been bij een beenprotheseloper, vooral in zwaaisnelheid, paslengte en pasduur. Om het energieverbruik binnen normale grenzen te houden (Comfortable Walking Speed) zal de beengeamputeerde langzamer lopen dan het gezonde individu.

7.3.4 Loopafwijkingen

■ *Abductiepatroon*

De patiënt loopt met brede basis en de prothese wordt van de middellijn weggehouden. Het bekken beweegt meestal naar de gezonde zijde en er treedt een zijwaartse rompbuiging op naar de prothese toe (afb. 7.12).

Beoordeling: voor- achterwaarts tijdens belasting op prothese.

Oorzaken: met betrekking tot de patiënt:
— abductiecontractuur in de heup;
— adductorenrol of irritatie (bijvoorbeeld huidinfectie in de liesstreek);
— gewoontepatroon.

Oorzaken: met betrekking tot de prothese:
— te lang;
— mediale rand van de prothesekoker te hoog, waardoor te veel druk ontstaat op de ramus pubis;

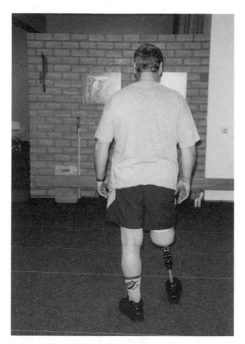

Afbeelding 7.12. Abductiegang.

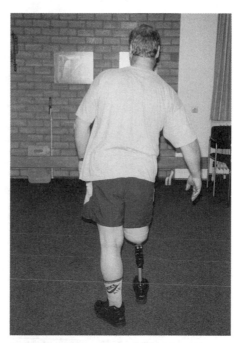

Afbeelding 7.13. Rompneiging en armbeweging richting prothese.

– laterale wand van de prothese geeft te weinig steun;
– ophangbandage insufficiënt. Rigide bandage trekt de koker in abductie, of kan te strak aangetrokken zijn;
– slechte uitlijning. De koker staat te veel in adductie. Het onderbeen is uitgelijnd in valgus.

■ *Zijwaartse buiging van de romp tijdens de steunfase*
Naar de prothese toe. De romp buigt naar de geamputeerde zijde tijdens de steunfase op de prothese. De bedoeling is om op deze manier toch het zwaartepunt boven het steunpunt te brengen (afb. 7.13).
Beoordeling: voor- achterwaarts.
Oorzaken: met betrekking tot de patiënt:
– abductiecontractuur;
– zeer korte stomp;
– pijnlijke of overgevoelige stomp;
– gewoontepatroon.
Oorzaken: met betrekking tot de prothese:
– laterale wand van de koker geeft te weinig, of lokale steun;

– prothese is te kort;
– slechte uitlijning. De koker staat te veel in abductie;
– mediale wand van de koker is te hoog.

Rompbuiging van de prothesezijde weg.
Oorzaken: met betrekking tot de patiënt:
– zwakke abductoren aan de stomp.
Oorzaken: met betrekking tot de prothese:
– prothese te lang;
– koker in adductie.

■ *Circumductie van het prothesebeen*

De prothese wordt in een brede zwaai naar buiten en terug naar binnen gebracht tijdens de zwaaifase (afb. 7.14).
Beoordeling: voor- achterwaarts tijdens de zwaaifase.
Oorzaken: met betrekking tot de patiënt:
– te zwakke quadratus lumborum en stompadductoren;
– gewoontepatroon;
– onvoldoende vertrouwen in kniebuiging van de prothese.

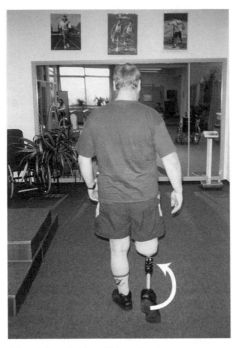

Afbeelding 7.14. Circumductiegang.

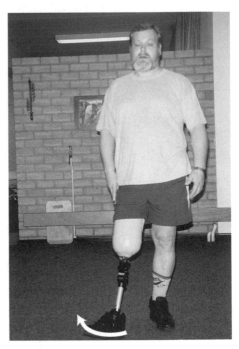

Afbeelding 7.15. Rotatie van de voet in het begin van de steunfase.

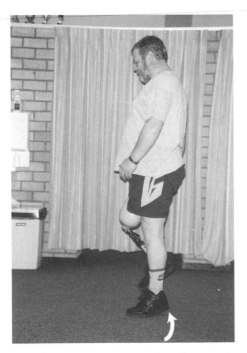

Afbeelding 7.16. Wippen op het gezonde been tijdens de zwaaifase van de prothese.

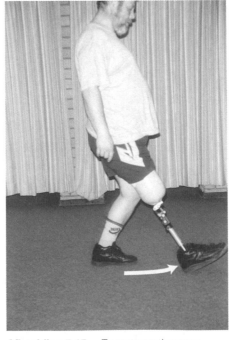

Afbeelding 7.17. Te grote prothesepas.

Oorzaken: met betrekking tot de prothese:
– te lang of te smalle koker;
– onvoldoende ophanging;
– te stabiele knie waardoor flexie te veel inspanning kost;
– voet in plantairflexie.

■ *Rotatie van de voet bij het hielplaatsen*

Meestal is dit een exorotatie (afb. 7.15).
Beoordeling: voor de patiënt, bij het neerplaatsen van de hiel.
Oorzaken: met betrekking tot de patiënt:
– slechte spiercontrole van de stompmusculatuur.
Oorzaken: met betrekking tot de prothese:
– hielbumper van de prothesevoet is te hard;
– slechte kokerfitting;
– prothese is slecht uitgelijnd. De voet staat te veel in exorotatie.

■ *Wippen op het gezonde been (vaulting)*

Tijdens de volledige zwaaifase van de prothese wipt de patiënt op de voorvoet van niet-geamputeerde been omhoog (afb. 7.16).
Beoordeling: zijwaarts; tijdens de zwaaifase van de prothese.
Oorzaken: met betrekking tot de patiënt:
– korte stomp;
– onvoldoende sterke quadratus lumborum;
– gewoontepatroon;
– angst om met de prothesevoet de grond te raken;
– te zwakke heupflexiemusculatuur;
– durft de protheseknie niet te buigen.
Oorzaken: met betrekking tot de prothese:
– te lang;
– foutieve, c.q. onvoldoende ophanging;
– de protheseknie is te stabiel.

■ *Ongelijke paslengte*

Beoordeling: lateraal; gedurende de volledige loopcyclus (afb. 7.17).
* Prothesepas te lang.

Dit is het meest voorkomend bij knievaststelling.
Oorzaken: met betrekking tot de patiënt:
– onmogelijkheid om de heup te extenderen over de prothese heen gedurende de steunfase, veroorzaakt door flexiecontractuur en te zwakke extensoren van heup en rug;
– gebrek aan vertrouwen;
– gewoontepatroon, om zeker te zijn dat de prothese in extensie klikt.
Oorzaken: met betrekking tot de prothese:
– er is onvoldoende toegegeven aan een bestaande flexiecontractuur;
– te lange prothese;
– zwaaifase is slecht ingesteld.
* Prothesepas te kort.
Meest voorkomend bij beweegbare knie.
Oorzaken: met betrekking tot de patiënt:
– gebrek aan vertrouwen (angst om door de knie te gaan);
– pijn;
– onzekerheid bij gebruik beweegbare knie.
Oorzaken: met betrekking tot de prothese:
– slechte socket-fitting;
– de uitlijning is niet goed. Te veel flexie in de koker;
– protheseknie klapt gemakkelijk in flexie wegens slechte uitlijning (bijvoorbeeld de koker staat te veel in flexie);
– zwaaifase is slecht ingesteld.

■ *Ongelijke pasduur*

Het meest voorkomend is een zeer korte steunfase op de prothese.
Beoordeling: gedurende de gehele loopfase, eventueel met gebruik van een metronoom.
Oorzaken: met betrekking tot de patiënt:
– gebrek aan balans;
– gebrek aan vertrouwen;
– te zwakke musculatuur van stomp, romp en overgebleven been;
– gewoontepatroon;
– pijn ter hoogte van tuber;
– onzekerheid bij gebruik van beweegbare knie.

Oorzaken: met betrekking tot de prothese:
– slechte kokerfitting met niet goed ver-
deelde druk, zodat zeer lokaal een veel
te grote druk optreedt;
– doorknikken van de protheseknie wegens slechte uitlijning.

■ *Ongelijke armzwaai*

De arm aan de prothesezijde wordt dicht
tegen het lichaam gefixeerd. De natuurlijke zwaai ontbreekt.
Beoordeling: gedurende de volledige loopcyclus.
Oorzaken: met betrekking tot de patiënt:
– gebrek aan balans;
– gebrek aan vertrouwen;
– gewoontepatroon;
– onzekerheid bij gebruik van beweegbare knie.
Oorzaken: met betrekking tot de prothese:
– slechte kokerfitting met als gevolg discomfort;
– doorknikken protheseknie.

!NB. Ongelijke paslengte, pasduur en
armzwaai komen zeer vaak samen voor en
hebben ook meestal eenzelfde oorzaak.

■ *Lumbale lordose*

Gedurende de steunfase treedt een lumbale hyperlordose op (afb. 7.18).
Beoordeling: zijwaarts; tijdens de loopfase.
Oorzaken: met betrekking tot de patiënt:
– heupflexie contractuur;
– zwakke heupextensoren;
– zwakke buikspieren;
– gewoontepatroon.
Oorzaken: met betrekking tot de prothese:
– onvoldoende flexie in de uitlijning van
de stompkoker;
– te pijnlijke druk op de tuberzit;
– te hoge hiel van de schoen;
– onvoldoende stabiliteit in het knieme-
chanisme.

■ *Voorwaarts gebogen houding*

Oorzaken: met betrekking tot de patiënt:
– zwakke heupextensoren;
– heupflexiecontractuur;
– houdingszwakte;
– thoracale kyfose;
– gewoontepatroon. De patiënt kijkt
naar de prothesevoet, ofwel uit onzekerheid, ofwel vanwege slechte visus of
verminderd balansgevoel.
Oorzaken: met betrekking tot de prothese:
– onvoldoende beginflexie van de koker;
– verminderde pasvorm in koker;
– onvoldoende kniestabiliteit.

■ *Naar voren vallen van de romp*
Op het einde van de steunfase, als het lichaam voorwaarts beweegt over de prothese heen, is er een karakteristieke neerwaartse beweging van de romp.
Oorzaken: met betrekking tot de patiënt:
– een te hoge hak volgens de uitlijning
van de prothese.
Oorzaken: met betrekking tot de prothese:
– prothesevoet geeft onvoldoende weer-

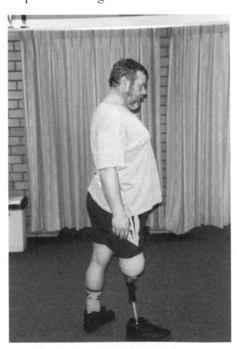

Afbeelding 7.18.   Hyperlordose.

stand als het lichaamsgewicht over de prothese wordt gebracht;
– koker te ver naar voren geplaatst.

■ *Instabiliteit van de protheseknie*

De protheseknie heeft de neiging om te buigen tijdens de steunfase. Dit komt meestal alleen voor bij eenassige kniegewrichten.
Oorzaken: met betrekking tot de patiënt:
– onvoldoende spierkracht van de heupextensoren;
– heupflexiecontractuur.
Oorzaken: met betrekking tot de prothese:
– de uitlijning is fout. Het kniegewricht ligt voor de trochanter-enkellijn;
– onvoldoende beginflexie van de koker;
– plantairflexieweerstand is te groot;
– te zwakke dorsaalflexieweerstand.

■ *Ongelijke knieflexie aan de prothesezijde*

Beoordeling: begin van de zwaaifase.
* te veel knieflexie (afb. 7.19).

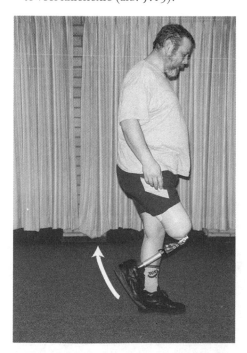

Afbeelding 7.19. Te grote knieflexie tijdens de mid-swing.

Oorzaken: met betrekking tot de patiënt:
– te forse stompflexie om zeker te zijn dat het onderbeen volledig gestrekt is bij het neerplaatsen van de hiel.
Oorzaken: met betrekking tot de prothese:
– te losse knie;
– flexieweerstand te los ingesteld.
* te weinig knieflexie
Oorzaken: met betrekking tot de patiënt:
– angst.
Oorzaken: met betrekking tot de prothese:
– te vaste knie;
– extensieweerstand en/of flexieweerstand te strak ingesteld;
– knievaststelling.

■ *Rotatie van de hiel tijdens de zwaaifase*

Rotatie naar mediaal: de hiel beweegt naar mediaal bij het heffen van de tenen (afb. 7.20a).
Rotatie naar lateraal: de hiel beweegt naar lateraal bij het heffen van de tenen (afb. 7.20b).
Oorzaken: met betrekking tot de patiënt:
– zowel mediale als laterale rotatie: de stomp is niet comfortabel ingebed of er zijn problemen in het resterende been.
Oorzaken: met betrekking tot de prothese:
– naar mediaal toe: overdreven externe rotatie van de protheseknie;
– naar lateraal toe: overdreven interne rotatie van de protheseknie;
– algemeen:
  • de koker is te nauw gefit, met als gevolg een rotatie van koker en weke delen rond het femur;
  • de koker is te los gefit;
  • overdreven valgus of varus op knieniveau.

■ *Te snelle eindaanslag*

De knie komt te snel in extensie, al voor het einde van de zwaaifase (afb. 7.21).
Oorzaken: met betrekking tot de patiënt:
– patiënt brengt de stomp te krachtig in flexie, om zodoende zeker te zijn dat de protheseknie gestrekt is;

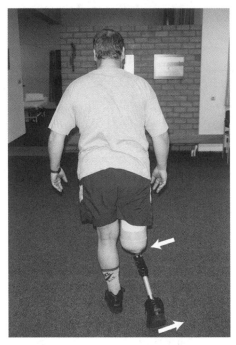

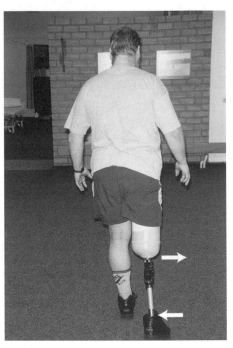

Afbeelding 7.20a.   Rotatie naar lateraal.   **Afbeelding 7.20b.**   Rotatie naar mediaal.

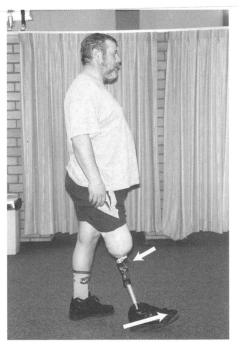

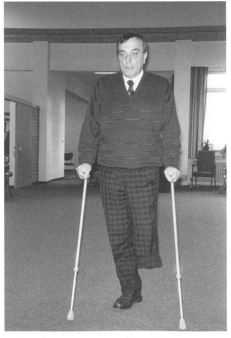

Afbeelding 7.21.   Te harde eindaanslag.   **Afbeelding 7.22.**   Verplaatsing van het zwaartepunt richting steunbeen bij amputatiepatiënt.

– gewoontepatroon;
– gebrek aan vertrouwen.

Oorzaken: met betrekking tot de prothese:
– knie te los;
– zwaaisnelheid slecht ingesteld;
– foutieve plaatsing van het kniegewricht.

7.4 Training

7.4.1 Belasten en balanceren

Een amputatiepatiënt wordt tijdens het staan op zijn overgebleven been verplicht om zijn zwaartepunt richting steunzijde te verplaatsen. Als deze patiënt dan na verloop van tijd een prothese verstrekt krijgt, zal hij nog steeds uit gewoonte, zijn zwaartepunt boven zijn eigen goede been houden (afb. 7.22). Eerste aandachtspunt voor de therapie is dan ook om de patiënt te leren zijn zwaartepunt richting prothese te verplaatsen.

De patiënt staat in of naast de loopbrug, voor een spiegel, de voeten 10-15 cm uit elkaar, het gewicht verdeeld en rechtop. Als de therapeut op een krukje voor de patiënt plaatsneemt, kan hij door middel van faciliterende technieken, sturing geven. Dit doet hij door bijvoorbeeld ter hoogte van het bekken aan de prothesezijde weerstand te geven.

Amputatiepatiënten hebben ook de neiging om in heupen en knieën te flecteren. Dit verdient dan ook aandacht tijdens de eerste dagen van de training. Met een goede belasting op beide voeten (eventueel op twee weegschalen) geeft de therapeut weerstand aan beide bekkenkammen en stimuleert een bekkenbeweging richting heupextensie.

Alvorens met de looptraining te beginnen moet een amputatiepatiënt zonder handensteun, het gewicht verdeeld over beide benen, rechtop kunnen blijven staan zonder verstoring van de balans.

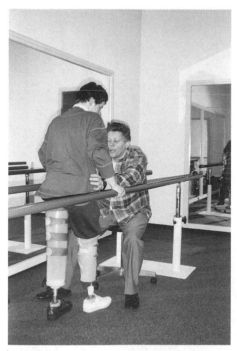

Afbeelding 7.23. Prothesetraining met oefenprothesen; links de RUP of Roessingh universele prothese en rechts de HOP of Hoensbroeck-oefenprothese.

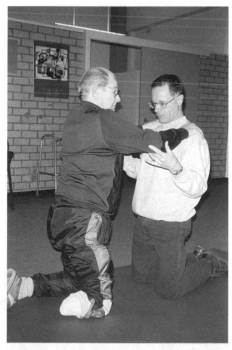

Afbeelding 7.24. Voordat de prothese klaar is, kan men op de mat voorbereidende loopoefeningen geven, met aandacht voor rompbalans en stompbelasting.

■ *Oefenen van steun- en zwaaifase*

Stand in de loopbrug in een spreidstand voorwaarts, het prothesebeen voor.
De patiënt leert vanuit deze houding zijn lichaamsgewicht naar voren te brengen op het prothesebeen. Hij doet dit door zich te leren afduwen op het eigen been. Tijdens deze oefening voelt de patiënt tegendruk van zijn prothese. De prothese zal de patiënt terugdrukken. De patiënt moet leren deze tegendruk te overwinnen. Een fout die hierbij frequent wordt gemaakt, is dat de patiënt zijn lichaamsgewicht naar voren brengt door met zijn romp naar voren te neigen.
Het beste resultaat wordt bereikt door ook hier weer weerstand te geven ter hoogte van beide bekkenkammen en de patiënt via zijn bekken het gewicht naar voor te laten brengen totdat hij belast op de voorvoet van zijn prothese, de hiel van de prothesevoet van de grond af.
Als de patiënt dit goed beheerst, laat de therapeut hem op dit moment zijn eigen been naar voren zwaaien.
Het oefenen van de zwaaifase start vanuit spreidstand voorwaarts, het eigen been voor.
Belasten op dit been en het lichaamsgewicht over dit been naar voren brengen zal meestal gemakkelijk kunnen worden uitgevoerd. De aandacht kan dan ook worden besteed aan het correct inzetten van de zwaaifase van de prothese. Op het ogenblik dat het gezonde been goed wordt belast en zich in mid-stance bevindt, wordt de protheseknie gebogen door het bovenbeen naar voren te brengen. Als de patiënt op dit ogenblik het bekken licht optilt, komt de prothesevoet van de grond. Bij een beenprothese zal nu de zwaaifaseregeling de protheseknie richting extensie sturen, zonder dat hier door de patiënt nog iets aan gedaan hoeft te worden. De patiënt moet nu nog leren het prothesebeen op de juiste plaats neer te zetten en de prothesevoet te stabiliseren op de vloer.
Als al deze onderdelen goed worden beheerst, kan de patiënt de steun- en zwaaifase

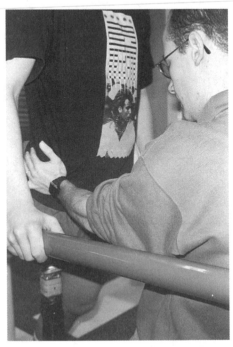

Afbeelding 7.25. Sturing wordt gegeven ter hoogte van bekkenkammen.

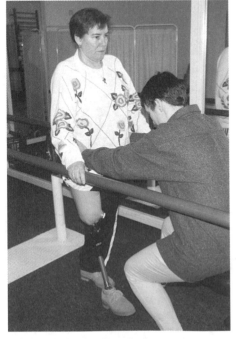

Afbeelding 7.26. Zowel de steun- als de zwaaifase worden analytisch geoefend.

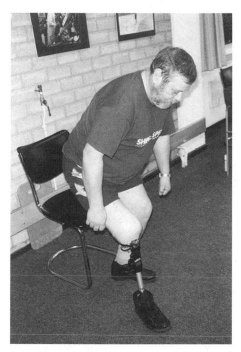 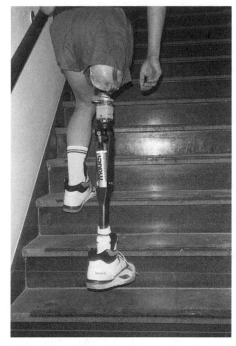

Afbeelding 7.27. Het opstaan uit een stoel gebeurt met behulp van het niet-prothese-been.

Afbeelding 7.28. Het oplopen van de trap gebeurt met aansluitpas van de prothese en kan met twee treden tegelijk.

na elkaar uitvoeren en in de loopbrug lopen. Om de patiënt goed te leren belasten preferen we hier een tweetels- of viertels-diagonaalgang.

■ *Opmerking*

Bij de hierna genoemde activiteiten wordt een stijl gehanteerd die de directe commando's aan de patiënt tijdens de training geeft.

7.4.2 Zitten gaan

Kies om te beginnen een makkelijke stoel met armleuningen.
Ga zo voor de stoel staan dat de prothese zich zijwaarts van de stoel bevindt. Draai over het gezonde been tot de achterzijde van het gezonde been de stoel raakt.
In het begin kunnen de balans en de zekerheid worden vermeerderd door de hand van de gezonde zijde op de armleuning, of op de zitting te plaatsen.
Buig in de romp naar voren, zodat de gezonde heup en knie gebogen kunnen worden, om vervolgens de romp te laten neerzakken in de stoel.

7.4.3 Opstaan uit een stoel

Plaats de gezonde voet onder de stoel. Indien nodig kan een hand geplaatst worden op de knie van het gezonde been, of op een van beide armleuningen. Buig de romp naar voren en ga staan door de gezonde heup en knie te strekken. Indien nodig kan men weer een of beide handen op de knie, of de armleuning plaatsen.
Breng het gewicht op de prothese en doe een stap voorwaarts met het gezonde been.

7.4.4 Trap-oplopen

Plaats de gezonde voet op de eerste trede
en breng het gewicht over op het gezonde
been. Strek de gezonde heup en knie, zodat de prothesevoet naast de gezonde voet
geplaatst kan worden.
Laat de patiënt hierbij de prothese ver genoeg naar achteren zwaaien, zodat hij niet
de kans loopt met zijn prothesevoet onder
de opstaande rand van de trap te blijven
hangen.

7.4.5 Trap-aflopen

Om te oefenen begint men het beste op de
op een na onderste trede, ofwel op een
oefentrap.
Breng het gewicht op het gezonde been.
Zet de prothese een trede lager, terwijl de
gezonde heup en knie gebogen worden.
Breng het gewicht over op de prothese en
zet daarna het gezonde been naast het prothesebeen.
De ongeoefende patiënt verkiest misschien om diagonaal, of zijwaarts, trappen
te lopen, terwijl hij met beide handen de
leuning vast heeft.
Traplopen kan ook stap-over-stap gedaan
worden.
Plaats de hiel van de prothese op het uiteinde van de trede.
Beweeg het bekken en de romp voorwaarts
om het gewicht boven de prothese te brengen. Houd de knie van de prothese goed
gestrekt. Zet de gezonde voet voorbij de
prothese door de protheseknie te buigen.
Plaats de gezonde voet een trede lager en
breng het lichaamsgewicht op het gezonde
been. Zwaai de prothese verder, zodat de
prothesehiel op het uiteinde van de volgende trede terechtkomt.
Bij sommige knieën die geremd zijn tijdens belasting, is deze oefening niet mogelijk.
Voor een onderbeengeamputeerde is stap-
over-stap zowel trap-op als trap-af zeer
goed mogelijk.

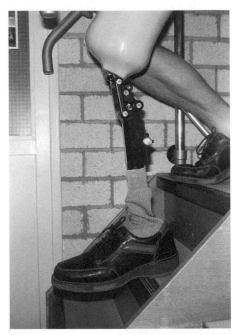

Afbeelding 7.29. Het aflopen van de trap
gaat door kanteling over de hak van de prothesevoet.

7.4.6 Helling-oplopen

De gezonde voet gaat eerst. Buig de knie
aan de geamputeerde zijde, terwijl de prothese vooruit wordt geplaatst. Neem een
kortere prothesepas, net voorbij, of tot
aan, de gezonde voet. Strek de heup en de
knie aan de geamputeerde zijde.
De kortere prothesepas vergemakkelijkt
de flexie-controle van de protheseknie, en
maakt het makkelijker om het lichaamsgewicht over de prothese heen te brengen.
Indien de patiënt het moeilijk vindt om
een helling te bestijgen, omdat ze te steil
is, of, omdat hij zich niet zeker voelt, kan
hij ook diagonaal stijgen. Het gezonde
been zal echter steeds bergopwaarts zijn.
Bij zeer moeilijke en steile hellingen
wordt het zijwaarts stappen gedaan. Zet
dan het gezonde been eerst en zet dan de
prothese bij.

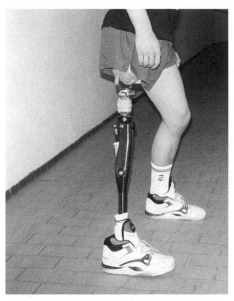

Afbeelding 7.30. Een steile helling kan het veiligst zijwaarts worden gedaan. De prothese bevindt zich steeds helling-afwaarts.

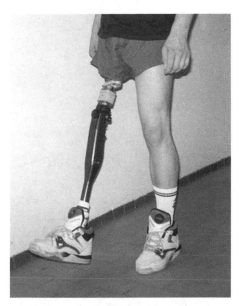

Afbeelding 7.31. Helling af: prothese eerst. Helling op: niet-prothesebeen eerst.

7.4.7 Helling-aflopen

De prothese gaat eerst. Maak een wat kortere stap dan normaal. Strek de protheseheup en -knie goed. Zwaai het gezonde been voorwaarts en ontspan de geamputeerde zijde, zodat de protheseknie gebogen kan worden, wanneer het gezonde been passeert. Vang op op het gezonde been.

Indien de patiënt dit te moeilijk vindt, kan hij proberen om een aansluitpas te maken met het gezonde been.

Zet de prothese vooruit en strek de heup en knie. Breng het lichaamsgewicht over op de prothese. Breng daarna de gezonde voet tot net achter de prothese en breng het gewicht over op het gezonde been.

Hij kan ook, net als bij het stijgen, diagonaal of met zijpassen lopen.

In alle gevallen blijft de prothese helling-afwaarts, om de kniecontrole te bewaren.

7.4.8 Iets oprapen

Plaats de gezonde voet voor de prothesevoet. Verplaats het gewicht op het gezonde been. Buig in de lendenen, heupen en gezonde knie. De protheseknie kan gestrekt blijven, of meebuigen. Raap het voorwerp op en kom tot rechtstaande houding door beide heupen en de gezonde knie te strekken.

7.4.9 Knielen

Plaats de gezonde voet voor de prothesevoet. Houd de protheseknie goed gestrekt. Breng het gewicht op het gezonde been. Buig beide knieën, om de protheseknie op de grond te kunnen plaatsen.

Als deze gebogen is, zal de voorvoet van de prothese achterwaarts over de vloer schuiven.

Houd de protheseknie goed gebogen en het gewicht naar achteren om voorwaarts vallen te voorkomen.

Bij het terug rechtkomen wordt de vol-

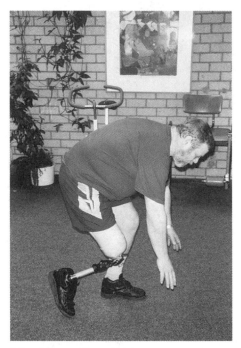

Afbeelding 7.32a. Knielen: eerst op de prothese.

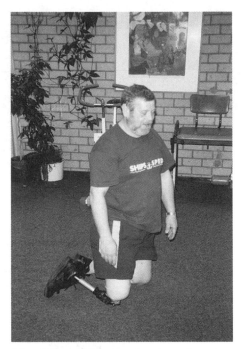

Afbeelding 7.32b. Pas daarna op de andere knie knielen.

gende procedure gevolgd: plaats de gezonde voet plat op de grond. Buig voorwaarts in de lendenen. Strek heup en knie van de gezonde extremiteit.
Plaats indien nodig de handen op de gezonde dij en duw hierop om recht te komen.
Bij het rechtkomen wordt de prothesevoet voorwaarts gebracht, zodat hij net achter de gezonde voet komt.

7.4.10 Zitten op de grond

Plaats de prothese naar voren. Breng het gewicht op het gezonde been. Draai de romp naar de gezonde zijde. Buig in de lendenen, beide heupen en knieën. Zak verder door en plaats de hand van de gezonde zijde op de vloer. Deze elleboog moet goed gestrekt zijn.
Breng het lichaam verder naar de vloer toe en ga op de gezonde bil zitten. Draai om om volledig te kunnen zitten. Voor ouderen is de volgende procedure veiliger.

De gezonde voet voor de prothese plaatsen. Gezicht naar voren en doorzakken en beide handen plaatsen. Laat het lichaam verder zakken, maak een kwartdraai naar de gezonde zijde en ga op de gezonde bil zitten. Draai verder door en ga op het hele zitvlak zitten.

7.4.11 Principes van valtraining

De principes van het voorwaarts vallen:
– hoogte opbouwen. Er wordt begonnen op een dikke mat van 40-50 cm;
– stokken wegwerpen;
– voorwaarts vallen met gestrekte benen;
– hoofd achterwaarts;
– opvangen op handpalmen met bijna gestrekte armen;
– bij grondcontact flexie in de ellebogen;
– op deze manier fungeren de armen als schokdempers.

De principes van het achterwaarts vallen:
- stokken weggooien;
- volledige flexie in benen, romp en nek;
- opvangen op armen en doorrollen;
- ook hier opbouw vanuit zit op 40-50 cm.

Dit zijn nogal belastende oefeningen voor oudere patiënten en zeker voor mensen met schouder- of handklachten. Het voordeel is:
- juiste manier van opvangen leren;
- de patiënt voelt zich zekerder;
- valreacties worden getraind.

Toch zal bij iedere patiënt individueel bekeken moeten worden of specifiek valtraining geoefend kan worden, of dat alleen wordt geleerd op een correcte manier op te staan van de grond.

In eerste instantie leert de patiënt om na een val even te blijven liggen, om te bekomen van de shock en, om op een doordachte manier terug recht te komen.

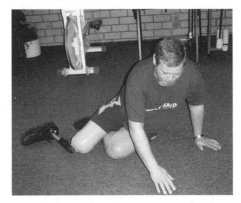

Afbeelding 7.33a. Opstaan van de grond: omdraaien over niet-prothesebeen.

7.4.12 Opstaan van de grond

Opstaan van de grond met behulp van een stoel.

1 – draai om naar de stoel;
- plaats beide handen op de zitting;
- kniel op het gezonde been;
- protheseknie in extensie;
- duw op de handen en sta recht op het gezonde been;
- ga op beide benen staan en neem de hulpmiddelen.

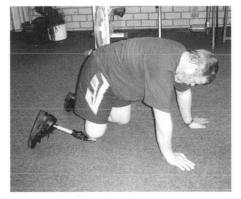

Afbeelding 7.33b. Tot handen- en knieënstand komen.

2 – ga met de rug naar de stoel zitten;
- plaats de beide handen op de stoelzitting;
- buig het gezonde been;
- duw op op handen en gezonde been en glij met het zitvlak op de zitting.

Opstaan van de grond indien geen stoel voorhanden is.

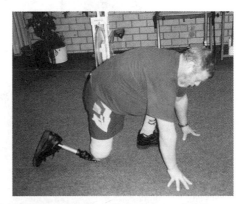

Afbeelding 7.33c. Opdrukken op handen en niet-prothesebeen.

1 – prothese in extensie;
   – neem de loophulpmiddelen;
   – rol, over de prothese heen, naar buiklig;
   – druk op op de armen en buig het gezonde been;
   – strek het gezonde been en druk op met behulp van een stok;
   – probeer balans te vinden en druk op met behulp van de tweede stok.

2 – gezonde been onder de romp brengen;
   – plaats de hand aan de gezonde zijde achter de romp;
   – draai naar de gezonde zijde;
   – druk met de hand op, terwijl het gezonde been gestrekt wordt;
   – draai, terwijl het been zich strekt, op de gezonde voet tot de andere hand contact maakt met de vloer voor het lichaam;
   – de gezonde voet bevindt zich dan onder de romp;

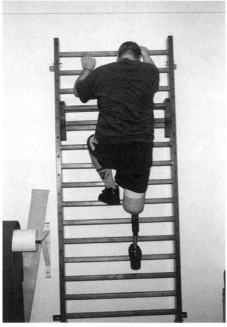

Afbeelding 7.34. Het oefenen van functionele activiteiten, aangepast aan het behoeftepatroon van de patiënt. Hier het beklimmen van een ladder door een vrachtwagenbestuurder.

   – druk goed met beide handen om het gezonde been te strekken;
   – breng de prothesevoet naar voren tot op gelijke hoogte met de gezonde voet;
   – strek beide knieën.

Voor oudere patiënten geldt:
– kruis het gezonde been over de prothese;
– buig heup en knie aan de gezonde zijde zoveel mogelijk;
– rol over de prothese;
– plaats de hand aan de gezonde zijde in lijn met de andere hand;
– druk jezelf recht met behulp van de handen en het gezonde been.

7.4.13 Hindernissen nemen

1 Voorwaarts hindernissen nemen:
   – zet de gezonde voet ongeveer 5 cm van het obstakel verwijderd neer;
   – breng gewicht op het gezonde been;
   – maak een krachtige circumductie aan de prothesezijde, om de prothese over het obstakel te zwaaien;
   – als de prothesehiel de grond raakt, strek dan heup en knie aan de prothesezijde om de stabiliteit te herwinnen;
   – stap erover heen met het gezonde been en herwin de balans.

2 Zijwaarts hindernissen nemen:
   – sta zijwaarts met de prothese ongeveer 10 cm van het obstakel verwijderd;
   – gebruik forse heupflexie aan de geamputeerde zijde om de protheseknie in extensie te gooien, terwijl de prothese over het obstakel heen gebracht wordt;
   – bij het neerkomen van de hiel moet de heup goed gestrekt worden, om de stabiliteit te herwinnen;
   – breng het gezonde been over het

obstakel en herwin de balans;
— deze oefening kan ook gedaan worden met het gezonde been eerst.

7.4.14 Hop-skip methode van lopen

De hop-skip methode houdt in:
— stap voorwaarts met de gezonde voet;
— breng het gewicht op het gezonde been;
— spring hierop voorwaarts;
— zwaai de prothese voorwaarts, breng er even het gewicht op en zwaai dan snel het gezonde been door;
— breng het gewicht op het gezonde been en spring op de gezonde voet als de prothese doorzwaait;
— ga in dit patroon verder door te springen op de gezonde voet en daarmee een balans-stap te nemen op de prothese.

Literatuur

Baumgartner, R. Beinamputationen und Prothesenversorgung bei arteriellen Durchblutungsstorungen. Bucherei des Orthopäden, band 11. Ferdinand Enke Verlag, Stuttgart, 1973.

Baumgartner R. en Botta P. Amputation und Protheseversorgung der unteren Extremität. Ferdinand Enke Verlag, Stuttgart, 1989.

Bowker H. en Michael M. Atlas of limb prosthetics: surgical, prosthetic and rehabilitation principles. Sec. ed. Mosbey year book, St. Louis, 1992.

Deckers, J. Gevolgen van prothesekeuze voor de fysiotherapeutische behandeling. Uit: Boerhaave - ISPO-cursusboek, Leiden, 1982.

Deckers, J. De geriatrische bovenbeenprothese. Uit: basiscursus Amputatie en prothesiologie van de onderste extremiteit. Deel 2. Vakgroep/afdeling Revalidatie RUG/AZG, Groningen, 1992.

Engstrom, B., e.a. Physiotherapie for Amputees - The Roehampton Approach. Churchill Livingstone, Edinburgh, 1993.

Fitzlaff, G. Hehleranalyse bei tuberumgreifenden Schäften (CAT-CAM). Orthopädie Technik 1993: 864-873.

Haas, F. Indikation und Qualitätskontrolle zum CAT-CAM-Schaft. Orthopädie Technik 1993: 856 - 863.

Humm, W. Rehabilitation of the lower limb amputee. Tindall & Cassell, Baillière, 1965.

James B., Dederich R. Amputationen der Gliedmassen. Georg Thieme Verlag, Stuttgart, 1987.

Karacoloff, L. Lower extremity amputation. Aspen publishers, inc, Rockville, 1986.

Knahr K. en Menschik F. Analyse von Erfolg bzw. Mißerfolg bei der prothetischen Versorgung der unteren Extremität von geriatrischen Patienten. Orthopädie Technik 1991: 566-569.

Little H. Gait analysis for physiotherapie departments. Physiotherapie, 1981.

Matthiaß H. Die Rehabilitation beim alten Menschen. Rehabilitation 1985; 24.

Mensch, G., e.a. Physical therapy management of lower extremity amputations. Heinemann Physiotherapy, London, 1987.

Mensch, G. Aus der Prothesegehschule: Beziehungen zwischen Oberschenkelstumpfbewegungen und Gangbild. Orthopädie Technik 1993: 874 - 879.

Murdoch G. Amputation surgery and lower limb prosthetics. Blackwell scientific publications, Oxford, 1988.

Parker, A. Active and passive mobility of lower limb joints in elderly men and women. American Journal of Physical Medicine and Rehabilitation 1989: 162-167.

Veen, P. van de. Syllabus biomechanica. Enschede, 1995.

Veen, P. van de. An investigation of design criteria of modular endoskeletal lower limb prostheses. Proefschrift Technische Universiteit Enschede, Enschede, 1989.

Vitali e.a. Amputations and prostheses. Baillière – Tindall, London, 1978.

8   Neurologische ziektebeelden

8.1   Inleiding

Neurologische ziektebeelden kunnen leiden tot een heel scala van symptomen. Algemeen bepalen de lokalisatie en de aard van het zenuwletsel deze symptomen. Globaal gezien kan men een indeling maken tussen:

a   perifere zenuwletsels;
b   spinale (of ruggemerg)letsels en
c   cerebrale aandoeningen.

■ *Perifere zenuwletsels*

Perifere zenuwletsels resulteren in een slappe verlamming of parese. Hierbij is meestal de motorunit onderbroken. Deze motorunit kan op verschillende plaatsen beschadigd zijn.
De verlamming gaat gepaard met een verlies aan tonus en een hypo- of areflexie.
De beperkingen, die door deze stoornissen van het perifere zenuwstelsel optreden, zijn afhankelijk van de compleetheid van het zenuwletsel en van de ernst van de sensibele uitval.

■ *Spinale letsels*

Een beschadiging van het ruggemerg resulteert meestal in een continuïteitsonderbreking van de motorische en sensibele zenuwbanen. De uitgebreidheid van de verlamming is afhankelijk van de hoogte van het ruggemergletsel en van het al of niet compleet zijn van dit letsel of van de laesie.

Bij een beschadiging in het *cervicale myelum en het eerste thoracale segment* is er sprake van een stoornis van allevier de ledematen en spreekt men over een *tetraplegie*.
Bij een ruggemergbeschadiging *onder het niveau Th1* is er sprake van een verlamming in de romp en onderste extremiteiten. Dit wordt een *paraplegie* genoemd.

Meestal leidt deze myelumbeschadiging tot een blijvende spastische verlamming. De mogelijkheid tot een sta- en loopfunctie is helemaal afhankelijk van het al of niet compleet zijn van de verlamming en van de ernst van het spasme.

■ *Cerebrale aandoeningen*

Cerebrale aandoeningen kunnen aangeboren zijn of verworven. Bij de aangeboren aandoeningen (bijvoorbeeld cerebral palsy) speelt de motorische ontwikkeling een belangrijke rol voor het latere looppatroon. Bij de verworven hersenletsels (bijvoorbeeld hemiplegie of contusio cerebri) speelt de ernst van het letsel een belangrijke rol in het herwinnen van een bruikbare loopfunctie.
Gezien enerzijds de uitgebreidheid van de symptomen bij neurologische aandoeningen en anderzijds de gevolgen voor de loopfunctie beperken wij ons hier tot een aantal klinische voorbeelden, waarvan we steeds de meest gangbare stoornissen en beperkingen omschrijven, die bepalend zijn voor de typische loopafwijkingen en pathologische looppatronen.

Achtereenvolgens worden behandeld patiënten met:
- (in)complete dwarslaesie;
- spina bifida;
- slappe perifere verlamming in de benen;
- hemiplegie;
- cerebral palsy;
- ziekte van Parkinson.

8.2 Dwarslaesie

Naast de traumatische myelumbeschadiging zijn vele oorzaken te onderkennen,
zoals:
- aangeboren (spina bifida), met menin-
gokèle of meningomyelokèle;
- infectieus verworven aandoeningen,
zowel bacterieel als viraal (myelitis
transversa of spondylitis);
- tumoren ter hoogte van het ruggemerg;
- vasculaire afwijkingen (zoals angio-
men), trombosen of emboliën;
- degeneratieve afwijkingen (zoals de
discus prolaps en spondylosis defor-
mans);
- ideopatisch (multiple sclerose en syringomyelie).

8.2.1 De sta- en looptraining bij
dwarslaesiepatiënten

Een blijvende ruggemergbeschadiging
veroorzaakt een dusdanige grote problematiek, dat primair een gespecialiseerde
behandeling en begeleiding in een revalidatiecentrum onontbeerlijk is.
Deze multidisciplinaire revalidatie voor
dwarslaesiepatiënten wordt uitvoerig beschreven, in al zijn facetten, in het boek
van Beckers en Buck: *De revalidatie van
dwarslaesiepatiënten, een multidisciplinaire benadering (1992)*.
Afhankelijk van de laesiehoogte wordt tijdens deze revalidatie veel energie en tijd
besteed aan de sta- en looptraining. Zo

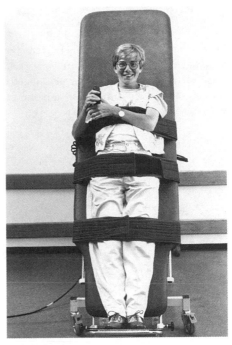

Afbeelding 8.1. Patiënte met tetraparese
staat bij het begin van de revalidatie op de statafel.

mogelijk worden verschillende looptechnieken aangeleerd en de revalidanten worden overtuigd van het therapeutisch belang en preventief karakter van deze
training.
De dwarslaesiepatiënt met zijn blijvende
verlamming heeft immers een verhoogd
risico op complicaties. Hij is meestal gedwongen tot een verder passief zittend bestaan met alle gevolgen van dien (Waters
en Lunsford, 1985).
Slechts bij de lumbale laesies en bij de incomplete laesies is dit lopen functioneel
inzetbaar. Nochtans heeft ook bij de hoger
verlamde patiënten dit staan en lopen zijn
voordelen in de zin van preventie van contracturen, het minimaliseren van osteopo-
rose, het stimuleren van de circulatie, het
verminderen van spasme, het verbeteren
van de nierfunctie en de ontlasting (Hjeltnes en Vollae, 1979; Odeen en Knudson,
1981; Kaplan e.a., 1982; Figoni, 1984).

■ *Opbouw van sta- en looptraining*

De sta- en looptraining varieert naar gelang de laesiehoogte van een zuiver passief
staan (zoals op de statafel of het stabed)
tot een dynamisch en intensief lopen met
lange beenbeugels en elleboogkrukken.

■ *De stahouding*

Daar bij bijna alle patiënten met een complete dwarslaesie de bilspieren (m. gluteus
maximus) en meestal ook de kniestrek-
kers (m. quadriceps) verlamd zijn, is een
goede stahouding alleen mogelijk door het
zwaartepunt voor de voeten te brengen,
terwijl de romp gestrekt blijft. Ten gevolge
hiervan valt de belastingslijn achter het
heupgewricht zodat een extensiemoment
in de heup plaatsvindt. In deze stand valt
het lichaamszwaartepunt voor de schou-
der-enkellijn, is de laterale stabiliteit het
grootst en worden de armen minimaal belast. De knie-extensie wordt zo nodig ge-
handhaafd door een lange beenbeugel.

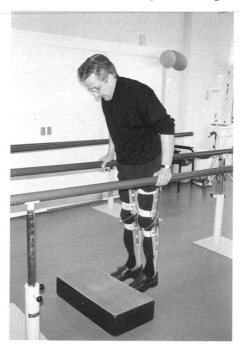

Afbeelding 8.2. Voorbereidende   oefening
voor traplopen. Patiënt met lumbale paraplegie.

Omdat het handhaven van de heup- en
rompextensie bij deze sta- en looptraining
het moeilijkste is, zal de fysiotherapeut zo
nodig steeds hulp geven aan het bekken.
Daarom staat de therapeut gedurende de
gehele training het best achter en opzij van
de patiënt, daar verlies van evenwicht achterwaarts het meeste risico inhoudt.
De looptraining start ook hier steeds met
het aanleren van een goede stahouding,
die noodzakelijk is om stabiel, veilig en
met minimaal energieverbruik te lopen.
Wanneer de optimale stahouding door
flexiecontracturen, spasme of mobiliteits-
beperkingen (denk bijvoorbeeld aan NHO
of PAO = Peri-Articulaire-Ossificatie) niet
haalbaar of onveilig is, zal dit mede bepalend zijn voor de keuze van de sta- en
loophulpmiddelen. Zo is bijvoorbeeld te
veel rompflexiespasme een indicatie voor
beenbeugels met heupscharnieren en een
rompstuk, of voor het gebruik van een
rollator in plaats van elleboogkrukken.

■ *De looptraining in de brug met
achterspalken of lange beenbeugels*

De bovenbeschreven uitgangspositie is de
minst energievragende stahouding bij
compleet verlamde laesies. Deze stahouding moet omwille van de stabiliteit na elke stap of sprong opnieuw worden inge-
nomen om de handen te kunnen
verplaatsen, om te rusten.

■ *Opstaan vanuit de rolstoel met lange
beenbeugels*

Dit vereist een goede armkracht en patiënten met een lage tetraplegie (C8) en
paraplegische patiënten kunnen dit opstaan zelf leren. Hiervoor leunen ze met
de romp voorwaarts, de hielen van de gestrekte benen steunen op de vloer. De
handen grijpen de brug iets achter de
schouders en in deze positie komt de revalidant tot stand door zich op te drukken.

■ *Looptechnieken met lange beenbeugels*

Met lange beenbeugels worden drie loop-techieken onderscheiden:
– de swing-to techniek;
– de swing-through techniek;
– de vierpuntsgang.

De *swing-to* techniek: is de eenvoudigste springtechniek, waarbij beide benen samen onder de handensteun worden geplaatst. De fysiotherapeut staat bij voorkeur achter de patiënt om zo nodig het bekken naar voren te helpen brengen.
De *swing-through* techniek: dit is een snelle springtechniek, waarbij de benen verder dan de handensteun worden geplaatst. Deze techniek vraagt een goede timing, goede schouderkracht en geen storend flexiespasme.
Om zijn snelheid verkiezen veel dwarslaesiepatiënten deze swing-through techniek boven de vierpuntsgang. Deze swing-through is later ook erg nuttig om oneffenheden/stoepjes of trottoir te nemen.
De *vierpuntsgang* (viertels diagonaalgang) met gestrekt been: zoals de naam het al zegt bestaat de vierpuntsgang uit vier fasen. Het is tevens de langzaamste en moeilijkste van de drie beschreven technieken. De uitgangshouding is een lichte schredestand, de hand aan de zijde van het been dat achter staat, steunt op de brug of kruk, terwijl de andere hand meer naar voren is geplaatst. Het lichaamsgewicht dient zich steeds boven het voorste been te bevinden. Bij het aanleren van deze vierpuntsgang let men er goed op dat steeds het steunbeen het lichaamsgewicht draagt. Dit kan alleen door in een goede heupextensie te lopen. Hierdoor worden de armen minimaal belast, dienen ze vooral als evenwichtsfunctie en moeten ze alleen kortstondig bij de rompverkorting gedurende de zwaaifase een deel van het gewicht dragen.
Tijdens de training zal de fysiotherapeut ervoor waken dat de patiënt niet in de zogenaamde apengang gaat lopen, dat wil zeggen met constant veel steun op de ar-

men en de heupen voortdurend in flexie. Dit looppatroon, wat men vaak bij mensen met spina bifida terugvindt, is zonder meer ongunstig, instabieler en vraagt veel meer energie.
Om met minimale rompverkorting (lateroflexie) een optimale zwaaifase te verkrijgen, moeten de enkels in de ideale stand (dat is meestal tussen de 5-$10°$ dorsaalflexie) gefixeerd zijn.
Spitsvoeten en strekspasme in de kuiten bemoeilijken deze zwaaifase. De maximale paslengte bij de vierpuntsgang bij complete laesies is de dubbele schoenlengte, meestal zijn de passen iets kleiner.

■ *Looptraining met beugels en rollator*

Als overgang van de loopbrug naar elleboogkrukken en ook wanneer lopen met krukken niet haalbaar is vanwege het valrisico of flexiespasme, kan men de training continueren met een stabiele rollator of een looprekje met zitje. Dit laatste is vooral interessant bij mensen met een incomplete laesie. De swing-to en swing-through technieken met rollator zijn vergelijkbaar met in de loopbrug.
Vierpuntsgang is met een rollator iets moeizamer, daar steeds beide handen samen naar voren worden geplaatst.

■ *Lange beenbeugels en elleboogkrukken*

De stap van de loopbrug naar twee elleboogkrukken is groot en alle patiënten, waarbij de heupstrekkers ontbreken (verlamd zijn) voelen zich onzeker en onstabiel. Daarom zal men veel aandacht schenken aan de balans en de opvangreacties bij het krukgebruik. Daar men op krukken alleen maar kan steunen, is balanstraining uiterst belangrijk. Daarom wordt meestal weer met een goede stahouding gestart.
De eerder beschreven looptechnieken in de brug worden ook met krukken aangeleerd. Daar in het bijzonder bij springtechnieken het hele lichaamsgewicht op de handen rust, kiezen we voor krukken

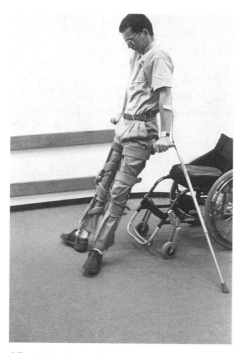

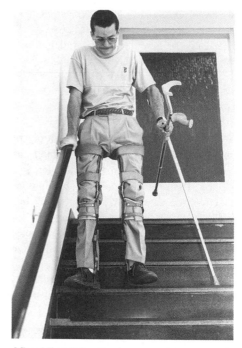

Afbeelding 8.3. Opstaan met lange beenbeugels (KEVO's) en elleboogkrukken is voor
mensen met een complete paraplegie niet eenvoudig.

Afbeelding 8.4. Traplopen met twee KEVO's
is alleen bij lage laesies mogelijk. Patiënt met
cauda-laesie.

met anatomische handvatten, waarvan de
polsstand instelbaar is.

De afstand van het handvat tot onderarmsteun dient voldoende lang te zijn en de
onderarmsteun is het best open of half-
open, zodat deze niet hindert bij vallen of
valtraining.

■ *Opstaan en zitten gaan vanuit de rolstoel*

Het opstaan met twee krukken is misschien wel het moeilijkste van heel de
looptraining. Deze moeilijkheidsgraad is
enerzijds afhankelijk van de zithoogte, anderzijds afhankelijk van de kracht van de
heupextensoren. Men kan kiezen uit het
voorwaarts opstaan of het opstaan via een
halve draai en steunend op de rolstoel.

Het voorwaarts opstaan vereist veel armkracht, een voldoende zwaai om het
zwaartepunt en het bekken goed over de
voeten te brengen. Voor de thuissituatie is
het vaak zinvol om een beugel aan de

muur te fixeren als vast punt, waar men
tot stand komt.

■ *Traplopen met lange beenbeugels en
krukken*

Bij dwarslaesies gebeurt traplopen meestal met een hand aan de leuning en een
kruk in de andere hand. Bij complete laesies gaat het traplopen steeds met twee benen tegelijk, zoals bij de swing-to techniek. Hierbij kan men kiezen uit ófwel het
voorwaarts ófwel het achterwaarts de
trap-op- en aflopen. Bij een trap met een
trederand is voorwaarts de trap oplopen
vaak moeilijk, daar de voorzijde van de
schoenen onder de trede blijven vasthan-
gen. In dit geval is het achterwaarts de
trap oplopen geïndiceerd. Dit geldt vooral
voor complete laesies.

Wegens het valrisico bij traplopen is het
meestal zo, dat patiënten met complete
laesies dit niet of nauwelijks uitvoeren en

dat alleen patiënten met lage of incomplete laesies dit na ontslag thuis doen.

Een stoepje 'nemen' gebeurt in de regel met lange beenbeugels in de swing-to techniek, waarbij bij het stoep opgaan de krukken het eerst op de stoep worden gezet en bij het stoep afgaan de krukken meestal eerst beneden worden gezet.

■ *Valtraining*

Alle mensen, die leren lopen met lange beenbeugels en krukken, komen in aanmerking voor valtraining. Dit voorkomt onnodige kwetsuren en verhoogt het zelfvertrouwen.

8.2.2 De sta- en looptraining in relatie met de laesiehoogte

Bij het beschrijven van de sta- en loopmogelijkheden wordt uitgegaan van motorisch complete laesies. Bij incomplete laesies zijn allerlei variaties of tussenoplossingen mogelijk.

Alle patiënten met een dwarslaesie C2-t/m C7-compleet starten het staan op de statafel. Tetraplegische patiënten zonder sterke m. triceps brachii, m. latissimus dorsi (C2 tot C6-7 dus) blijven ook later, afhankelijk van de mogelijkheden in de woonsituatie, staan op een statafel of sta-bed.

Vanaf een tetraplegie C7 is het mogelijk om zelfstandig tot stand te komen en te staan op elektrische sta-apparaat (al of niet met een blaas-zuigcontact, zodat hierdoor de handen vrij blijven om op te steunen). Jonge tetraplegische patiënten met een C7-C8 laesie kunnen onder begeleiding met spalken en beugels in de brug staan. Zelfstandig in de loopbrug tot stand komen, de swing-to en swing-through lukt meestal als de vingerflexoren voldoende krachtig zijn om de leggers te omgrijpen. Voor de thuissituatie krijgen deze revalidanten met een C7-C8 laesie meestal een elektrisch of mechanisch sta-apparaat.

Ook verrijdbare sta-apparaten zijn in de handel.

Vanaf een verlamming onder Th1 is in principe looptraining met KEVO's en krukken mogelijk, maar dit is meestal bij laesies tussen Th1 en Th10 zo instabiel dat het niet verantwoord is om alleen te lopen. Vandaar worden voor patiënten met deze laesiehoogte lange beenbeugels en bovengenoemde rollator geadviseerd.

Een alternatief voor rollatorlopen is de beugelapparatuur met rompstuk, zoals de Orlau-orthosis en de Reciproke Gait Orthosis (RGO) of Louisiana State Orthosis (LSU). Een recente verbetering vormt de ARGO (Advanced Reciproke Gait Orthosis).

Deze beugelapparaten bieden zoveel stabiliteit, dat paraplegische patiënten met een laesie Th2 tot Th10 hiermee met krukken kunnen lopen. Ook patiënten met een lage paraplegie, bij wie de rompstabiliteit door bijvoorbeeld flexiespasme of PAO (verkalking) in de heupen moeilijk met lange beenbeugels te handhaven is, bieden deze beugelapparaten soms een oplossing. Veilig en zelfstandig met krukken en lange beenbeugels lopen is slechts vanaf Th10 mogelijk. Vanaf deze laesiehoogte en lager zijn de rompspieren en vooral de m. quadratus lumborum geïnnerveerd.

In vierpuntsgang kunnen patiënten met een lage complete laesie vaak een afstand van enkele honderden meters halen en

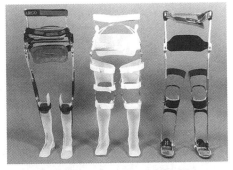

Afbeelding 8.5. HKEVO of heup-knie-enkel-voetorthese. Links de ARGO-, in het midden de LSU- en rechts de Orlau-orthese.

met een swing-through techniek een afstand van een kilometer.

Vooral mensen met een slappe laesie verkiezen deze swing-through techniek, daar zij niet door storend spasme gehinderd worden.

Vanaf een L3-laesie, waarbij de m. quadriceps voldoende krachtig is, zijn lange beenbeugels met kniefixatie overbodig en volstaan onderbeenbeugels. Belangrijk is dat deze mensen met een lichte knieflexie lopen, en niet in hyperextensie. Eventueel wordt een lange beenbeugel met een los kniescharnier geadviseerd met een stop op $0°$ extensie om het kniegewricht te sparen.

Ook wanneer de revalidant te veel in valgus in de knie dreigt te gaan lopen, is een lange beenbeugel geïndiceerd. Deze valgusstand wordt vaak mede veroorzaakt door verlamming van de heupabductoren en heuprotatoren.

Wanneer de kniecontrole voldoende is, volstaan onderbeenbeugels. De loopafstand met krukken is dan haast onbeperkt, zodat een rolstoel bij laesies onder L4 niet altijd noodzakelijk is.

Deze mensen met lage lumbale laesies ervaren direct praktisch voordeel van hun loopfunctie, in tegenstelling tot de hogere thoracale laesies, waar men het lopen vaak louter als therapie beoefent, of louter om het therapeutisch nut ervan. Hierdoor kan de motivatie om te lopen verminderen.

Daar op deze lumbale laesiehoogte de gluteaalmusculuur echter vaak verlamd blijft, kunnen deze patiënten bij het lopen hun handensteun niet missen. De rolstoel blijven ze dan ook vaak gebruiken om grotere voorwerpen te kunnen meenemen. Meestal combineren ze echter deze loopfunctie voor de kortere afstanden met autorijden voor de langere afstanden. Het gebruik van de onderbeenbeugel is afhankelijk van de uitval van de onderbeen- en voetspieren. Bij complete slappe laesies volstaat meestal een AFO (Ankle Foot Orthosis) in de schoen en op maat gemaakt. Patiënten met een paraplegie S1-S4 hebben nauwelijks een afwijkend looppatroon en hebben geen krukken of onderbeenbeugels nodig, maar eventueel wel steunzolen.

Bijgaand schema geeft globaal de sta- en loopmogelijkheden bij de verschillende, complete hoogten weer.

Vanaf een verlammingshoogte Th10 gaat men ervan uit dat het lopen functioneel inzetbaar kan zijn. Allerlei factoren, zoals storende spasticiteit, peri-articulaire ossyficatie, contracturen, eventueel de leeftijd

Schema 8.1. Haalbaar sta- en loopniveau bij complete laesies.

C2 TOT C6	:	STATAFEL OF STABED
C6 EN C7	:	ELEKTRISCH STA-APPARAAT
C8 EN LAGER	:	ELEKTRISCH OF MECHANISCH STA-APPARAAT
C8 TOT TH10	:	LANGE BEENBEUGELS MET ROLLATOR OF KRUKKEN MET ORLAU OF RECIPROKE GAIT ORTHESE (RGO)
C8 TOT L3	:	LANGE BEENBEUGELS OF RGO MET ROLLATOR OF ELLEBOOGKRUKKEN
TH10 TOT L3	:	LANGE BEENBEUGELS MET KRUKKEN
L3 TOT L5-S1	:	KRUKKEN MET ONDERBEENBEUGELS
S1 TOT S4	:	EVENTUEEL STEUNZOLEN

en cardiale beperkingen, kunnen de inzetbaarheid van dit lopen negatief beïnvloeden.

Het oefenen van traplopen, lopen op oneffen terrein, het nemen van drempels en stoepen is bij alle dwarslaesiepatiënten die met beugels en krukken lopen belangrijk. Tevens leren deze mensen ook deuren te openen, met beugels aan een tafel te staan, op verschillende stoelhoogten en in een auto te gaan zitten.

8.2.3 Aandachtspunten bij de sta- en beugelvoorzieningen

■ *Statafel en stabed*

De statafel of het stabed is voor de hoge tetraplegische patiënt *blijvend* nodig. Wegens een ontbrekende of te zwakke rompbalans zijn fixatiebanden noodzakelijk. Een werkblad maakt activiteiten zoals lezen of schrijven mogelijk. Een gewigde

voetsteun in dorsaalflexie is een ideale preventie tegen spitsvoeten. Voor de thuissituatie gaat de keuze meestal uit naar een elektrisch hoog/laagbed met stafunctie.

■ *Het sta-apparaat*

Er bestaan mechanische en elektrische sta-apparaten. De keuze wordt bepaald door de vaardigheid en de kracht van de patiënt. Meestal dienen deze sta-apparaten individueel te worden aangepast aan de lengte van de revalidant.

■ *Lange beenbeugels of KEVO's*

Lange beenbeugels hebben als belangrijkste functie de knieën gestrekt en de voeten in dorsaalflexie te houden. Om deze beugels niet te zwaar te maken, wordt meestal licht metaal gebruikt, gecombineerd met kunststof. De materiaalkeuze wordt steeds aangepast aan de individuele situatie van de patiënt.

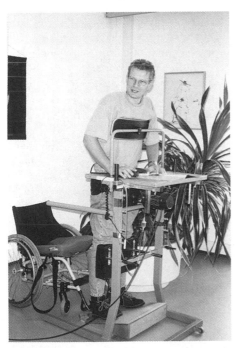

Afbeelding 8.6. Elektrisch sta-apparaat met borststeun. Patiënt met hoge paraplegie en ossificatie in beide heupen.

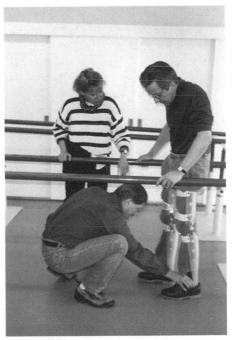

Afbeelding 8.7. De orthopedisch instrumentmaker overlegt met patiënt en behandelend fysiotherapeut.

Daar deze lange beenbeugels knieflexie voorkomen, komt de grootste druk hoog op de achterkant van het bovenbeen en op de voorkant van de tibia, net onder de knie. Daarom zullen deze steunpunten goed gepolsterd en voldoende groot moeten zijn en breed moeten omsluiten. Bij volledig verlamde beenspieren is de lengte van de beugel het meest ideaal als de bovenkant in stand twee vingers onder de tuber ischii blijft, zodat hier geen drukplekken ontstaan en de heupextensie niet wordt geremd.

Meestal gebruikt men een kniescharnier, dat bij o° extensie op slot springt en via druk op een hendeltje aan de achterkant wordt ontgrendeld. Bij het zitten gaan deblokkeert dit de gefixeerde kniescharnier. Dit hendeltje moet niet te veel mediaal uitsteken, anders bestaat het risico, dat tijdens het lopen de ene beugel de andere deblokkeert. Bij het opstaan met gestrekte knieën moet men erop letten, voldoende ver naar voren te zitten op de zitting.

Als enkelscharnier kan worden gekozen tussen een vast of een verend scharnier. De materiaalkeuze is afhankelijk van het feit of men te maken heeft met een slappe voetverlamming of met een spastische voet. Meestal kiest men tegenwoordig voor gebruik van kunststof, waarbij een onderbeenbeugel wordt gefixeerd aan metalen stangen, die naar het kniegewricht lopen.

Deze kunststof onderbeenbeugel wordt meestal in de schoen gedragen en zorgt tevens voor een goede voetopvang. De stand in het enkelgewricht is afhankelijk van de kniefunctie. Wanneer men met gestrekte knieën loopt, is een stop tussen 5 en 10° dorsaalflexie gewenst. Verschillende schoenen met ongeveer dezelfde hakhoogte kunnen worden gedragen. Wanneer men heeft gekozen voor een beugel met metalen enkelscharnieren kan men deze beugel aan de schoen of aan een steunzooltje, dat in de schoen past fixeren. Door gebruik te maken van dit steunzooltje in de schoen hoeft men niet zo'n hoge eisen te stellen aan de opvang van de voeten.

Nochtans is het belangrijk om schoenen te kiezen, die voldoende ver opengaan en een sluiting hebben die hoog op de wreef zit, zodat de schoen niet door kuitspanning wordt uitgedrukt. Wanneer de schoen aan de beugel wordt gefixeerd, is het belangrijk om een schoen met een stevige, leren zool te kiezen. Deze schoen zal voldoende breed zijn en een steunzool is geen overbodige luxe. De hakhoogte bedraagt ongeveer 2 tot 3 cm.

Bij voetdeformiteiten is orthopedisch schoeisel noodzakelijk. In hoge orthopedische schoenen kan een enkelfixatie worden ingebouwd.

- *Onderbeenbeugels (EVO's) bij mensen met een dwarslaesie*

Afhankelijk van de ernst van de voetverlamming kiest men voor een bilaterale onderbeenbeugel aan de schoen of voor een kunststoforthese in de schoen. Dit laatste speelt vooral bij de laag lumbale laesies en bij de incomplete laesies.

Bij een bilaterale onderbeenbeugel wordt meestal voor een verend scharnier gekozen. Een indicatie voor deze beugels zijn de paralytische voetheffers met storend strekspasme, zoals dit ook voorkomt bij hemiplegische patiënten. Bij voorkeur wordt de schoen dan bevestigd aan de beugel. Net zoals bij de lange beenbeugels kiest men voor een stevige, stabiele schoen met een vetersluiting hoog op de wreef, met een doorlopende leren zool en een hakhoogte van 2 tot 3 cm.

Paraplegische patiënten met een caudalaesie op niveau L3 en lager hebben een slappe onderbeenverlamming. Hier volstaat meestal een kunststof onderbeenorthese van thermoplastisch materiaal. Deze worden in de schoen gedragen, waardoor ze esthetischer zijn. Maatwerk is meestal noodzakelijk. Bij patiënten, die in lichte knieflexie lopen, moet de dorsaalflexie iets meer bedragen dan bij patiënten met een goede kniecontrole.

■ *De parawalker, HGO of Orlau-orthese (Preisler e.a., 1992)*

Het nadeel van lange beenbeugels bij hoge paraplegische patiënten is de beperkte laterale en achterwaartse heupstabiliteit, waardoor kruklopen erg onveilig wordt. Een alternatief is de parawalker. Deze Hip Guidance Orthosis stelt de patiënt met een ruggemerglaesie tussen Th1 en L1 in staat zich reciproke voort te bewegen met behulp van krukken. Opvallend hierbij is dat het energieverbruik minder dan de helft bedraagt dan bij lopen met lange beenbeugels.

■ *De Reciproke Gait Orthosis*

Aanvankelijk werd in Louisiana de eerste Reciproke Gait Orthosis ontwikkeld. De heupscharnieren zijn onderling door een kabelsysteem verbonden, flexie in de ene heup geeft extensie aan de andere zijde. Deze beugelapparatuur kan onder de kleding worden gedragen en wordt volledig op maat gemaakt. Het beengedeelte bestaat uit kunststof en het voetstuk past in de schoen en wordt zonodig versterkt.

Het lopen vraagt niet zo'n grote zijwaartse beweging als de Hip Guidance Orthosis (de HGO). Een recente ontwikkeling van deze Reciproke Gait Orthosis is de zogenaamde ARGO (Advanced Reciproke Gait Orthosis). Deze heeft slechts een kabel als verbinding tussen beide heupscharnieren en heeft op hoogte van de kniescharnieren gasveren zitten, zodat opstaan met gebogen knieën ook voor complete laesies mogelijk wordt.

De kniescharnieren worden geblokkeerd of gedeblokkeerd door de heupflexie. In stand is ook de staplengte beperkt en het been naar voren zwaaien gebeurt door enerzijds een laterale verplaatsing en anderzijds een heupextensie in het steunbeen.

Meestal loopt men met beide beugels in vierpuntsgang, maar springen is ook mogelijk.

8.2.4 Staan en lopen in de thuissituatie

De hier beschreven looptechnieken en looppatronen vragen een grote cardiorespiratoire en energetische belasting van de dwarslaesiepatiënt. Daar komt nog bij dat de functionele inzetbaarheid van dit lopen gering is, zeker in vergelijking met rolstoelrijden. Daarom continueert slechts een beperkt aantal patiënten deze sta- en looptraining na ontslag.

Vaak zijn contracturen, spasme of pijn redenen om niet meer te lopen.

Vooral boven een laesiehoogte van Th10 blijkt dat de sta- en loopfunctie thuis nauwelijks gecontinueerd wordt. Alleen de zeer consequente patiënten zullen dit om het louter therapeutische en preventieve nut blijven doen.

Vanaf een lumbale laesie (en natuurlijk ook de incomplete laesie) wordt dit lopen echt bruikbaar in die zin dat men lopend een aantal dingen kan doen of vervoeren. Deze functionele bruikbaarheid is de beste garantie om het lopen te continueren. Daarom blijft een genuanceerde, realistische aanpak van de sta- en looptraining, die rekening houdt met het individuele temperament, de motivatie en de leeftijd van de revalidant de beste garantie voor een blijvend continueren van het lopen thuis.

8.3 Spina bifida

Een kind met spina bifida heeft in grote lijnen dezelfde motorische verlamming als een traumatische dwarslaesie, in zoverre althans hersenbeschadiging door bijvoorbeeld hydrocephalus ontbreekt.

Net als bij de traumatische dwarslaesie kan men een indeling maken wat betreft laesiehoogte en de daarbij behorende functionele mogelijkheden.

In het algemeen is fysiotherapie gericht op het voorkómen van deformiteiten, het verhinderen van contracturen en het stimuleren van de motorische ontwikkeling. Houdingscorrecties kunnen via orthesen vanaf de zesde levensmaand deze doelstellingen helpen bereiken. Behandeling en preventie van scoliose, heupluxaties, flexiecontracturen in heupen en knieën, voetafwijkingen zoals spits- en klompvoeten vragen aandacht van therapeut en familie. Afhankelijk van de leeftijd van het kind, de laesiehoogte en de motorische ontwikkeling wordt naast het kruipen de zitbalans en de stabalans gestimuleerd.

8.3.1 Orthesevoorziening (Dittmer, 1993)

Om een optimale ontwikkeling van sta- en loopfunctie te verkrijgen, worden bij voorkeur lichte en huidvriendelijke materialen gebruikt. Bij een laesie op S2-niveau is een aantal voetspieren verlamd. Dit vereist steunzolen en orthopedisch schoeisel om voetdeformiteiten te voorkomen en het voetgewelf te ondersteunen.

Bij verlammingen op S1-niveau zijn meestal onderbeenorthesen of AFO's noodzakelijk om de verlamde onderbeenmusculatuur te compenseren. Een eventueel afwijkende pro- of supinatie, eversie of inversie van de voet kan men dan corrigeren.

Bij een verlamming op L5-niveau is het risico op genu valgus (x-knie) met de daarbij behorende exorotatie in de tibia groot. Meestal laat men de onderbeenbeugeltjes ofwel doorlopen tot aan de mediale condylen van de knie of eventueel tot aan het bovenbeen.

Op L4-niveau zijn daarom zonder meer lange beenbeugels (knie-enkel-voet orthesen) noodzakelijk. Eventueel kan men vanuit de heupen met elastische bandages de endorotatie in de heup en indien nodig de adductie voorkomen.

Deze flexie/adductie/endorotatieneiging in de heupen kan soms slechts met een bekkenbeugelcorset worden verhinderd. Eventueel kunnen aangepaste heupschar-nieren worden gebruikt, die een beperkte rotatie toelaten.

Een andere mogelijkheid is in het heupscharnier slechts een beperkte flexie en extensie toe te laten. Een recente ontwikkeling is de reciproke scharnierwerking in de heupen, zoals het systeem van de LSU of de ARGO (zie ook dwarslaesiebehandeling).

De schoenvoorziening, die men combineert met bovenbeschreven beugels zal meestal een orthopedische schoen zijn, die tot boven de enkel reikt. Daar tijdens de groei ook nog voetafwijkingen kunnen optreden, worden deze orthopedische schoenen vaak gefixeerd aan de orthese.

8.3.2 Looptraining

Enige analogie met de looptraining bij volwassen dwarslaesie-patiënten is op te merken.

Qua looppatroon en energieverbruik blij-

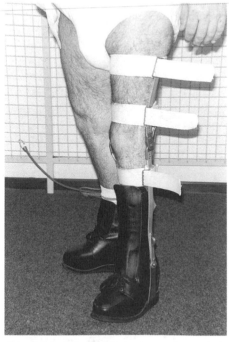

Afbeelding 8.8. Patiënt met spina bifida, links KEVO in combinatie met orthopedisch schoeisel.

ken patiënten met een spina bifida, die lopen met lange beenbeugels meestal de
swing-to verkiezen. De mensen, die met
een KEVO en een EVO lopen combineren
beide technieken (de swing- to en de vierpuntsgang) en de mensen met onderbeenbeugels lopen meestal in vierpuntsgang.
Opvallend is ook dat door de verkorting
van de heupflexoren meestal veel lichaamsgewicht op het looprek, rollator of
krukken wordt genomen en dat deze mensen blijven lopen met meer dan normale
heupflexie (de zogenaamde apengang).
Het energieverbruik en de loopsnelheid
zijn evenredig met de laesiehoogte
(Schmid, 1990). Het hoogste energieverbruik en zuurstofverbruik en de laagste
loopsnelheid werd gevonden bij de mensen met een thoraco-lumbale verlamming.
Ook de vierpuntsgang kostte bij de mensen met lange beenbeugels, bij de hoog
lumbale laesies, de meeste energie en re-
sulteerde in de laagste snelheid.
De looptechniek, waarbij met beide benen tegelijk gesprongen wordt (de swing-
to techniek) wordt door de meeste kinderen met een spina bifida als meer efficiënt
en sneller geacht en daardoor ook meer
gebruikt. Bij volwassen dwarslaesiepatiënten komt dit minder voor. Een reden hiervoor is dat spina bifida-kinderen tijdens
hun groei zwaarder en sterker worden in
hun romp (vooral het bovenste gedeelte)
en hun armen en de uitgroei van de benen
in verhouding minder is door de verlamming en de minder frequente belasting.
Hierdoor is de swing-to techniek in de regel minder belastend voor een volwassene
met een verlamming door spina bifida,
dan door een traumatische dwarslaesie.
Een andere bevinding (Schmid, 1990) is
dat wanneer de kinderen ouder worden en
ook zwaarder, het lopen moeilijker wordt.
Er wordt dan steeds meer een beroep gedaan op de rolstoel.

8.4 Perifere zenuwletsels in de benen

Hierbij is de motor-unit onderbroken.
Deze motor-unit kan op vier verschillende plaatsen beschadigd zijn (Perry, 1992):

1 de voorhoorncel in het ruggemerg, zoals dit voorkomt bij polio (kinderver-
lamming);
2 de beschadiging van de axon, zoals dit
voorkomt bij bijvoorbeeld de polyneuropathie of morbus Guillain-Barré;
3 de dysfunctie kan eventueel liggen in
de myoneurale verbinding, zoals dat
bijvoorbeeld voorkomt bij myasthenia
gravis.
Ook spierziekten, waarbij een dysfunctie optreedt van spiervezels leiden tot
slappe verlammingen;
4 letsels aan de cauda equina ('paarde-
staart') leiden tot deze symptomen.

Al deze voorbeelden van aandoeningen
leiden tot een slappe verlamming met een
verlies aan tonus en een hypo- of areflexie.

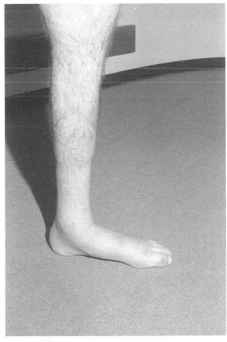

Afbeelding 8.9. Slappe verlamming van onderbeen, gekenmerkt door atonie en spieratro-
fie.

Cauda equina-letsels werden reeds uitvoerig beschreven bij de dwarslaesiebehandeling. Ook in het hoofdstuk over orthesiologie wordt hierop teruggekomen, in het bijzonder bij de KEVO's.

Insufficiëntie van de gluteus maximus: karakteristiek is hierbij het achteroverhellen van de romp kort na hielcontact en sterker wordend bij mid-stance. Door dit naar achteren kiepen van de romp zorgt de zwaartekracht ervoor dat de heup niet in anteflexie schiet, maar in retroflexie blijft. Door sneller te lopen wordt het 'achteroverkiepen' van de romp verminderd. Op het einde van de steunfase kan een plotse knieflexie optreden doordat de gluteus maximus geen remmende invloed kan uitoefenen op de knieflexie.

Insufficiëntie van de gluteus medius: als we praten over insufficiëntie van de heupabductoren in relatie tot lopen dan worden de namen van Duchenne en Trendelenburg veelvuldig genoemd. Er is sprake van een positief teken van Trendelenburg indien bij staan op één been het bekken aan de zijde van het niet-belaste been omlaag zakt.

Bij een positief teken van Duchenne vindt er een rompverplaatsing richting standbeen plaats. Insufficiëntie van de gluteus medius resulteert in een schommelende gang. De romp zwaait naar de aangedane zijde tijdens de standfase en naar de gezonde zijde tijdens de zwaaifase van het aangedane been. Het bekken zakt aan de gezonde zijde tijdens de standfase op het aangedane been omdat er geen abducerende krachten zijn die het bekken horizontaal houden (Trendelenburg). Om het bekken horizontaal te houden en het gezonde been een normale zwaai te laten uitvoeren wordt het zwaartepunt via een zijwaartse rompbeweging over de aangedane heup gebracht (Duchenne).

In de zwaaifase dreigt het aangedane been te adduceren. Een zwaai wordt hierdoor bemoeilijkt. Met de abductoren van de gezonde zijde wordt het bekken hoger gebracht. Hierdoor wordt de zwaai beter mogelijk.

Hetzelfde beeld ontstaat bij een bilaterale paralyse van de abductoren. De zwaaibewegingen van de romp nemen hierbij toe.

Een verlamming van de quadriceps: een verlamming, parese of zwakte van de quadriceps komt vooral tot uiting bij het begin van de standfase, waar de quadriceps normaal gesproken actief is bij de shockabsorption en een belaste knieflexie tot $20°$ controleert. Meestal compenseert de patiënt deze ontbrekende strekfunctie door hyperextensie in de knie. Heupextensoren en m. triceps surae zijn actiever in de standfase. Heup- en rompflexie en ook plantairflexie tijdens deze standfase vergemakkelijken het op slot zetten van de knie. Tijdens de zwaaifase zal de pendelfunctie verminderd zijn en de kniestrekking bij het eerste hielcontact te laat plaatsvinden. Hierdoor gaat de patiënt soms door de knie. Bij het opstaan en het traplopen komt deze zwakke quadriceps extreem tot uiting. Wanneer naast de quadriceps ook heupextensoren en de m. triceps of de kuitspier zwak zijn, is een lange beenbeugel, zoals beschreven bij de dwarslaesiepatiënt, noodzakelijk.

Parese of paralyse van de kniebuigers: de kniebuigers helpen de heupen te strekken en de kniehyperextensie te voorkomen in de standfase. Zij buigen de knie in het begin en remmen de knie-extensie aan het einde van de zwaaifase. Zwakte van de isiocruralen kan tijdens de standfase deels door de gluteus max. worden gecompenseerd. Hyperextensie in de knie is dan meestal niet te voorkomen. In het begin van de zwaaifase wordt te geringe knieflexie gecompenseerd door overdreven lateroflexie naar de gezonde zijde door te veel heupheffing en eventueel door circumductie. Deze symptomen zien wij tevens terug bij te zwakke voetheffers. Geïsoleerde paralyse van de hamstrings komt eerder zelden voor en meestal is er geen orthese noodzakelijk.

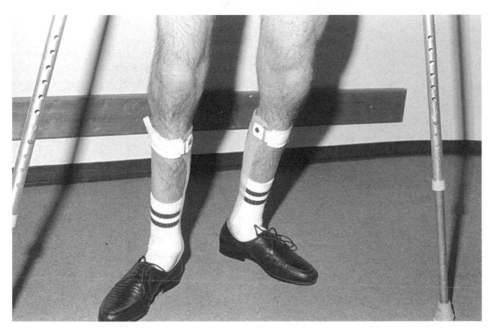

Afbeelding 8.10. Bij een perifere onderbeenverlamming volstaan EVO's op maat.

Paralyse van de dorsaalflexoren: dit geeft, door de onmogelijkheid om de voet in zijn neutrale stand te fixeren, een relatieve beenverlenging. De betrokkene zal meer dan normaal flexie in knie en heup uitvoeren om te voorkomen dat de voet tijdens de zwaaifase de grond raakt. Bij heel-strike maken eerst de tenen voetcontact. Men noemt dit ook wel de hanetred. Bij een parese van de dorsaalflexoren is er soms nog net voldoende kracht om de voet tijdens de zwaaifase in de neutrale stand te houden en de hiel eerst te plaatsen bij heel-strike. Daarna echter gaat de voet met een klap naar dorsaalflexie. Dit noemt men de klap- of valvoet.

Dit probleem valt vrij eenvoudig op te lossen met een simpele EVO. Deze zorgt ervoor dat de voet tijdens de steunfase in de neutrale stand blijft en ook dat er een normaal voetcontact gemaakt wordt tijdens de heel-strike. Wel zal als gevolg van de EVO de foot-flat vertraagd worden, wat mogelijk kan leiden tot een verhoogde knieflexie in deze fase.

Paralyse van de plantairflexoren: de afwijkingen treden op in het tweede gedeelte van de standfase. In de fase van heel-off zal de hiel niet van de grond komen. Verder is er ook geen actieve plantairflexie. Mogelijk gaat de knie vervroegd flecteren. Hierdoor is de propulsie van het lichaam afgeremd.

8.5 Het hemiplegisch lopen

8.5.1 Inleiding

Een hemiplegie of halfzijdige verlamming is een van de meest voorkomende en meest bekende cerebrale uitvalsverschijnselen.

Bij een volwassen patiënt wordt een hemiplegie meestal veroorzaakt door een CVA (Cerebro Vasculair Accident = stroke) ten gevolge van trombose, embolie of een bloeding. Andere oorzaken zoals een abces, tumor of een trauma zijn zeldzamer.

Volgens epidemiologisch onderzoek bedraagt de incidentie voor hemiplegie in de westerse wereld 2 personen per 1000 inwoners per jaar ofwel 0,2% (Perquin, 1992).

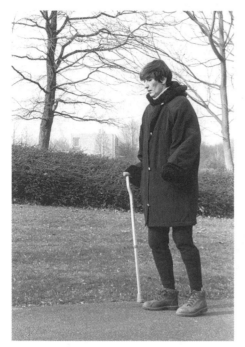

Afbeelding 8.11. Patiënte met hemiplegie links.

Door deze hoge incidentie is het een van de meest voorkomende pathologieën met ernstige loopstoornissen, waarmee de fysiotherapie geconfronteerd wordt.

Het motorisch beeld van de patiënt met een hemiplegie wordt gekenmerkt door veranderde tonus, pathologische bewegingssynergieën en beperkte selectiviteit. Een goede sensibiliteit en tonus zijn essentiële voorwaarden voor een normale motoriek.

Automatische reacties maken hier deel van uit. Voorbeelden hiervan zijn de opricht- en evenwichtsreacties, de steun- en opvangreacties en de automatische aanpassing van de spiertonus op houdingsveranderingen (Bobath, 1979; Davies, 1989). Bij de hemiplegische patiënt gaat het om stoornissen in de sensomotorische functies: gestoorde sensibiliteit en tonus, hetgeen leidt tot gestoorde automatische reacties. De gestoorde tonusregulatie leidt tot hypo- en hypertonie en abnormale bewegingspatronen. De spastische bewegingssynergie leidt (Bobath/Brunström)

tot een beperkte mate van selectiviteit in bewegen. Geassocieerde bewegingen zijn onwillekeurige bewegingen, die willekeurige of semi-reflexmatige bewegingen in een ander lichaamsdeel of zenuwverzorgingsgebied begeleiden. Hierdoor wordt selectief bewegen moeilijk.

Tijdens de revalidatie en de looptraining dient men tevens rekening te houden met de hogere cerebrale functiestoornissen of neuropsychologische functiestoornissen. Denk hierbij aan de stoornissen in aandacht, in de waarneming (bijvoorbeeld hemi-inattentie), in probleemoplossing en planmatig handelen en communicatiestoornissen (bijvoorbeeld afasie).

Een apraxie (niet doelgericht bewegen) of een agnosie (het niet herkennen van een zintuiglijke waarneming, ondanks de mogelijke intactheid van de zintuigfunctie) kan de revalidatie en de looptraining ernstig verstoren.

Ook emotionele stoornissen, zoals angst, depressiviteit of labiliteit zullen een stempel drukken op het functioneren.

In het bestek van dit boekwerk ingaan op alle symptomen van een hemiplegiepatiënt zou te ver leiden. Kort samengevat kan men de volgende globale indeling erkennen in het ziektebeloop. We beperken ons hierbij tot de hoofdproblemen en de aandachtspunten voor de latere sta- en looptraining. Voor uitgebreidere informatie verwijzen we vooral naar het werk van Pat Davies, die steunend op het Bobathconcept het boekwerk schreef: *Hemiplegie, een handleiding voor het behandelen van de volwassen hemiplegiepatiënt*, uitgegeven bij Bohn Scheltema en Holkema in 1989.

8.5.2 Het ziektebeloop

Naargelang het tonus-verloop kan men het ziekteverloop faseren (Twitchell, 1951; Fugl-Meyer, 1975):

De eerste fase: na het ontstaan van de hemiplegie verschijnt een complete slappe paralyse met opheffing van alle myotatische reflexen en huidreflexen (dit is de zogenaamde shockfase).

De tweede fase: de myotatische reflexen keren terug, waarna hyperreflexie ontstaat en ook weer meer tonus vast te stellen is. Globale buig- en strekbewegingen treden reflectoir op. Geeuwen of hoesten leiden bijvoorbeeld tot onwillekeurige buig- en strekbewegingen in ledematen. Een ander voorbeeld is de positieve steunreactie: druk onder de bal van de voet verhoogt strekspasme in het been.

De derde fase: in deze fase is vaak sprake van een meer uitgesproken spasticiteit. In de arm is meer spasme in de flexoren, in het been in de extensoren. De buig- en streksynergiën worden gedeeltelijk willekeurig gecontroleerd.

De vierde fase: in de vierde fase is een duidelijke toename van deze geïsoleerd willekeurige bewegingen en verdwijnen de pathologische geassocieerde reacties gedeeltelijk.

De hemipatiënt kan in iedere fase blijven steken.

8.5.3 *Fasering in de behandeling*

Gezien de complexiteit van de problematiek is het uiterst zinvol ook de behandeling te faseren. Hierdoor kan men de patiënt stapsgewijs nieuwe vaardigheden aanleren (Halfens, 1988).

Een indeling van deze behandelingsprogressie in:
— een aanleerfase;
— een toepassingsfase;
— een zelfstandigheidsfase;
ondersteunt en vergemakkelijkt het motorisch leerproces en is zeker bij de patiënten met centraal-neurologische aandoeningen onmisbaar.

In de *aanleerfase* leert men de patiënt opnieuw bewegen. De hemizijde wordt gestimuleerd door symmetrisch bewegen, zowel in lig, zit als in stand. Veel aandacht en ondersteuning dient hierbij te worden besteed aan basisvaardigheden: tonusregulatie, selectiviteit en symmetrisch bewegen (bijvoorbeeld symmetrisch opstaan met hulp; het aangedane been progressief leren belasten).

In de *toepassingsfase* wordt hulp en toezicht afgebouwd en stimuleert men de patiënt om de aangeleerde vaardigheden zelf uit te voeren.

Dit zelf oefenen intensiveert het oefeneffect, verbetert de kwaliteit van bewegen en de bewegingssnelheid (bijvoorbeeld patiënt loopt zelf in de loopbrug of met stok in de oefenruimte).

In de *zelfstandigheidsfase* zal de patiënt nieuw aangeleerde activiteiten moeten leren inbouwen in verschillende situaties van het dagelijks leven (bijvoorbeeld lopen naar het toilet, traplopen thuis). De therapeut zal nu vooral het accent leggen op het perfectioneren van de motorische vaardigheden en op het situatief handelen. Ondanks de bovengenoemde aandachtspunten bij de revalidatie van mensen met cerebraal-neurologische aandoeningen willen wij ons in het bestek van dit werk verder beperken tot een meer biomechanische beschrijving van het looppatroon van de volwassen hemipleeg.

Het hemiplegisch looppatroon wordt hoofdzakelijk gekenmerkt door een gestoorde tonusregulatie in het been en de romp. Tijdens de steunfase kan een extensiesynergie van het standbeen opgewekt worden. Doordat de voorvoet of gehele voet het eerst de grond raakt kan er een positieve steunreactie, een extensiesynergie ontstaan, die niet in staat is de schokabsorptie adequaat op de vangen. Wanneer nu het lichaamsgewicht boven de voet wordt gebracht, veroorzaakt dit problemen voor de spastische kuitmusculatuur die overgevoelig is voor rek. Hierdoor ontstaat een snelle contractie van de kuit-

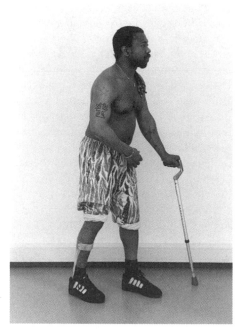

Afbeelding 8.12a. Hemiplegie rechts: zijaanzicht.

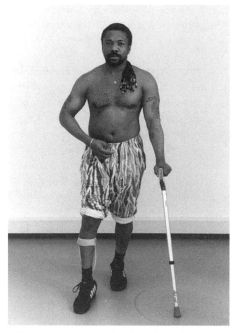

Afbeelding 8.12b. Hemiplegie rechts: vooraanzicht.

spieren en de m. quadriceps spant reflectoir aan en voorkomt dat de patiënt door de knie zakt. In de hypotone fase gebeurt dit nog niet.

Deze extensiesynergie leidt er dus toe dat de knie zich overstrekt en een gefixeerde stand inneemt. Ter hoogte van de heup ziet men tijdens de steunfase eerder een flexie- en een adductieneiging, doordat de abductoren niet effectief genoeg aanspannen daar ze geremd worden door de extensiesynergie. Dit leidt meestal tot te geringe heupstabiliteit of Trendelenburg. Door te veel heupflexie in de standfase, door gestoorde evenwichtsreacties, door te veel rompflexie heeft de patiënt moeite om zijn lichaamsgewicht naar voren te brengen tot boven het hemiplegische steunbeen. Om dit onvermogen te compenseren brengt de patiënt vaak zijn romp nog meer in flexie naar voren.

Op het einde van de standfase wordt de extensiesynergie versterkt doordat het been nu het volle lichaamsgewicht moet dragen. Hierdoor is het inzetten van de

zwaaifase moeilijk. De meeste hemiplegische patiënten proberen dan ook door een asymmetrische paslengte die laatste fase van de steunfase te vermijden.

De problemen tijdens de zwaaifase zijn meestal de dropvoet en de overheersende extensietonus, waardoor onvoldoende opheffing van het been plaatsvindt. Een aantal patiënten weet deze lacune te compenseren met behulp van een flexiesynergie (Collen, 1982). Hierbij treedt dus overdreven rompflexie, flexie in de heup en knie en dorsaalinversie in de voet op.

Wanneer dit niet lukt, zullen de meeste patiënten deze beperkte zwaaifase compenseren door middel van een circumductiebeweging, gecombineerd met een posterior bekkentilt aan de aangedane zijde of gecombineerd met een beweging, die het bekken aan de aangedane zijde naar achteren trekt. Ook bij te weinig tonus in de romp treedt vaak een circumductie als compensatie op.

In de voet en knie treedt te weinig flexie op. Op het einde van de zwaaifase wordt de heup niet ver genoeg naar voren gebracht. Een aantal patiënten probeert ook deze zwaaifase te vergemakkelijken door te veel heupextensie in het standbeen van de gezonde zijde.

De overgang tussen zwaai- en steunfase en omgekeerd tussen steun- en zwaaifase gebeurt vaak coördinatief gestoord; dit betekent dat er abrupte veranderingen in bewegingsdirectie optreden. Zo zal bijvoorbeeld bij de gewichtsname op het hemiplegisch been de knie vaak ineens doorslaan in hyperextensie.

8.5.4 Trainingsopbouw bij het lopen van de hemiplegische patiënt

Gezien het herstellen van een hypo- naar een hypertone fase evolueert en gezien de problemen van proximale stabiliteit in de romp, die noodzakelijk is voor de distale selectieve bewegingen, is een aantal voorbereidende oefeningen erg zinvol voordat men start met de looptraining.

Deze voorbereidende oefeningen kunnen op de mat, maar nog beter op de bank, worden uitgevoerd in lig, in zit en in stand.
Het tot stand komen: dit kan men progressief opbouwen door de zithoogte te verlagen. Bij dit opstaan let men erop, dat de patiënt zijn gewicht voldoende boven zijn voeten naar boven brengt. Hij moet leren tot stand te komen zonder te steunen op zijn goede arm. Wanneer de patiënt bij dit opstaan in een totaal extensiepatroon in heup en romp schiet en daardoor zijn evenwicht achterwaarts verliest, zal de therapeut hem eerst leren om zijn romp aan de aangedane zijde voldoende ver naar voren te brengen.

Volgens Bobath moet de oefentherapie eerder gericht zijn op het onder controle krijgen van de spasticiteit door het tegengaan van abnormale reflexpatronen (inhibitie). Zo zal bij het opstaan het zo vaak optredende extensiepatroon in heup en romp duidelijk vermeden dienen te worden.

De stahouding: ook met betrekking tot de stahouding streeft men symmetrie na. Men leert de patiënt zijn lichaamsgewicht te verdelen over beide benen en men stimuleert de heupextensie aan de aangedane zijde. Geassocieerde reacties, die in de arm of in de romp optreden, probeert men te inhiberen. De stabiliteit van de knie wordt opnieuw bepaald door de hoeveelheid spasticiteit in het been en vooral ook in de kuitspier. Door de aangedane heup te stimuleren in extensierichting probeert men de hyperextensie in de knie te vermijden. Hiervoor kan de therapeut het beste aan de hemiplegische zijde van de patiënt staan om op deze wijze de heupextensie te stimuleren bij gewichtsname. Op deze wijze helpt de therapeut de patiënt zijn gewicht naar voren te plaatsen, waardoor hyperextensie van de knie wordt verhinderd en de belastingsfase verlengd.

Gewichtsverplaatsing: deze gewichtsverplaatsing naar het hemibeen toe wordt zo-

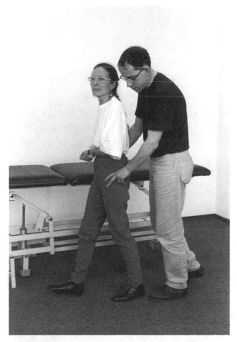

Afbeelding 8.13. Training van de standfase van het hemiplegische been. De therapeut faciliteert de heupextensie en de rompcontrole.

wel in spreidstand als in schredestand ritmisch geoefend. Automatische reacties, zoals opricht- en evenwichtsreacties kunnen worden uitgelokt. Wanneer in stand te veel spasticiteit optreedt in het onderbeen en in de kuit kan ook de voet worden opgezwachteld, zodat een positieve steunreactie bij belasting van het hemibeen minder intensief optreedt. Het hoofddoel van het opzwachtelen blijft echter het vergemakkelijken van de zwaaifase.

Het is belangrijk dat men bij het begin van deze sta- en looptraining kiest voor een stevige, stabiele leren schoen met een doorlopende leren zool. De hakhoogte bedraagt ongeveer 2,5 tot 3 cm.

■ *De looptraining*

Het is zinvol zowel bij de sta- als bij de looptraining de verschillende fasen van het lopen op te splitsen en deze analytisch te trainen om ze later dan te combineren en te verbinden tot een goed looppatroon. Bij het lopen faciliteert de therapeut ofwel aan de romp (bij voorkeur aan het bekken) of hij plaatst eventueel één hand aan de knie om hier meer stabiliteit in de steunfase te geven.

Bij het faciliteren van dit lopen wordt vooral aandacht besteed aan de kniecontrole tijdens de standfase, zodat geen hyperextensie optreedt en dat gedurende de zwaaifase het bekken niet naar achteren

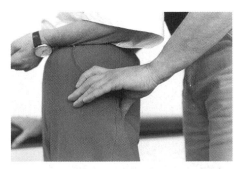

Afbeelding 8.14. Facilitatie aan het bekken voor de heupextensie: gewichtsname wordt vergemakkelijkt. De hand helpt het bekken naar voren bewegen en de duim duwt de femur trochanter voorwaarts.

omhoog en het been via een circumductie naar voren wordt gebracht.

Spasticiteit wordt zoveel mogelijk vermeden, want het energieverbruik om te lopen bij een hemiplegische patiënt is recht evenredig met de spasticiteit. Men streeft naar gelijke passen qua tijd en afstand.

Hier volgt de beschrijving van enige *facilitatietechnieken* in de verschillende fasen van de loopcyclus.

Om de heup van de aangedane zijde beter te kunnen strekken en zo hyperextensie in de knie te vermijden is het vooral zinvol om aan het begin van de steunfase de patiënt aan het bekken te faciliteren om zo tot een betere heupextensie te komen en de gewichtsname op het aangedane been te vergemakkelijken. De patiënt wordt aangeleerd om tijdens de steunfase de knie licht gebogen te houden. Het bereiken van dit doel is tevens afhankelijk van de hypertonie en de lengte van de kuitspier en van de hakhoogte van de schoen.

Wanneer tijdens dit lopen of tijdens deze steunfase geassocieerde reacties optreden in de hemiplegische arm, kan dit voorkomen worden, doordat de gezonde arm deze aangedane arm gestrekt houdt.

De zwaaifase wordt het meest gehinderd door het extensiespasme in het hemiplegische been. De patiënt zal dan spontaan proberen door een bekkentilt en een circumductie het been naar voren te brengen. De therapeut stimuleert het inzetten van de flexie, zonodig wordt de hypertone voet opgezwachteld, zodat de zwaaifase gemakkelijker wordt.

Door het verlies van selectieve beweging tilt de patiënt vaak het been op in een totaal flexiepatroon, waarbij het bekken wordt opgetrokken, de heup in abductie en exorotatie gebogen, de knie in flexie, de enkel en voet in dorsaalflexie en vooral in supinatie wordt gehouden. Het been wordt dan naar voren gebracht, zonder daarbij de knie te strekken, alvorens de voet de grond raakt (Davies, 1989).

Om deze zwaaifase in te zetten is vooral een goede controle noodzakelijk van de rompspieren en van de buikspieren, zowel aan de aangedane, als niet-aangedane zijde (Davies, 1992).

Om de zwaaifase te stimuleren en te faciliteren is het zinvol om dit het eerst te doen in stand met steun op de gezonde arm. Later, wanneer de patiënt voldoende evenwicht heeft, kan dit zonder steun. Men moet erop letten dat ter hoogte van de heup niet te veel rompverkorting optreedt aan de aangedane zijde bij het inzetten van de zwaaifase, omdat hierdoor veel geassocieerde reacties/flexiepatronen in de armen ontstaan.

De voet sleept meestal over de grond. Men probeert te voorkomen dat de patiënt aan de gezonde zijde te zeer op zijn tenen gaat staan om de zwaaifase gemakkelijker te maken. Op het einde van de zwaaifase let men erop dat het bekken aan de aangedane zijde goed naar beneden zakt en dat de voet liefst met de hiel (en zeker niet met de voorvoet) de grond raakt.

De fysiotherapeut staat normaal gesproken altijd aan de aangedane zijde en kan elk onderdeel van de zwaaifase apart trainen. Dit lijkt verstandig, alvorens men de totale zwaaifase probeert te verbinden. Door de zwaaifase te faciliteren voorkomt men ook, dat de patiënt zich vanaf het begin aanleert om tijdens de zwaaifase een circumductiebeweging te maken.

Voet opzwachtelen: wanneer de kuit te hypertoon is en de voetheffers te weinig selectiviteit vertonen, is het zonder meer zinvol om de voet op te zwachtelen. Correct opzwachtelen van de voet heeft een aantal voordelen:

- een overdreven supinatie die optreedt bij een totale flexiesynergie tijdens de zwaaifase wordt voorkomen;
- de activiteit van de dorsaalflexoren van de tenen en enkel wordt ondersteund, zodat de voet tijdens de steunfase niet kan omslaan;
- er wordt verhinderd dat tijdens de zwaaifase de tenen blijven hangen of te

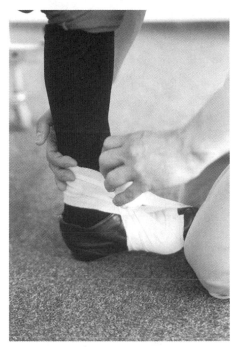

Afbeelding 8.15. Omhoog zwachtelen van de voet gebeurt het best in zitstand, zodat de kuitspier niet tegenwerkt.

veel slepen en voor de patiënt wordt het gemakkelijker om zijn been naar voren te brengen. Hij hoeft niet zo krachtig te buigen en meestal komen geassocieerde reacties minder voor.

Het beste is om deze zwachtel om de schoen heen aan te brengen, zodat de patiënt de normale gewaarwording binnen de schoen behoudt. Tevens kan men hierdoor erg strak zwachtelen, wat noodzakelijk is bij erg sterke extensiehypertonie.

Bij sterk spasme inhibeert men steeds eerst de kuitspier en zwachtelt men de voet het best, wanneer de knie 90° gebogen is.

Om de voet in een goede pronatie te krijgen, is het belangrijk om de zwachtel aan de laterale rand van de schoen omhoog te trekken en dan voorlangs rond de enkel in een 8-verband te zwachtelen. Dit omzwachtelen van de voet kan men enerzijds toepassen als tijdelijk hulpmiddel om de zwaaifase te vergemakkelijken. Later kan men dan beslissen over het blijvend gebruik van een onderbeenbeugel. Bij voldoende herstel kan men na enige tijd de zwachtel weglaten. Ook bij het aanleren van hellinglopen en het starten van traplopen is het opzwachtelen van de voet vaak een goede hulp.

■ *Traplopen*

Traplopen is functioneel belangrijk, zowel in eigen huis als daarbuiten. Vanaf het begin wordt de patiënt geleerd om op een normale wijze de trap op en af te gaan, doch meestal start men met de gezonde arm aan de leuning. Het trap-oplopen lukt het best wanneer het gezonde been het eerst gezet wordt en het aangedane been aansluit. Het trap-aflopen lukt het best wanneer het hemibeen het eerst wordt gezet en het gezonde been aansluit. Bij te veel adductiesynergie kan ook omgekeerd worden gestart. Het is belangrijk te benadrukken toch alternerend trap te lopen. Dit zal men dan ook vanaf het begin van de

training faciliteren. Afhankelijk van het te verwachten eindniveau en de thuissituatie leert men de patiënt ook traplopen met de leuning aan de hemizijde. Wanneer dit te problematisch blijkt, kan men eventueel de patiënt leren zijwaarts of achterwaarts de trap op en af te lopen.

8.5.5 Schoen- en beugelvoorziening

■ *Schoenvoorziening*

Voor de hemipleeg is een stevige, stabiele dus brede, leren schoen met een hakhoogte van 2 tot 3 cm de beste keus. Bij voorkeur heeft deze schoen een doorlopende leren zool, een vetersluiting hoog op de wreef en een goede contrefort.
Men leert de patiënt deze schoen éénhandig te sluiten en de therapeut kan enkele inlegzooltjes ter beschikking stellen om uit te proberen of met een hogere hakhoogte het lopen gemakkelijker gaat. De

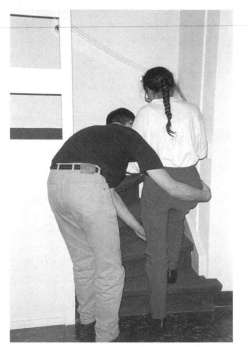

Afbeelding 8.16. Trap-oplopen bij patiënte met linkszijdige hemiplegie. Facilitatie aan bekken en knie.

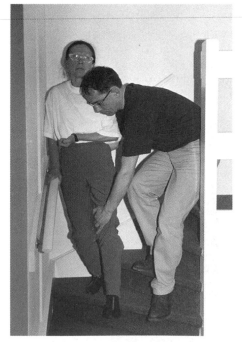

Afbeelding 8.17. Trap-aflopen: facilitatie om de adductie-synergie af te remmen en de standfase links te vergemakkelijken.

kniecontrole wordt deels bepaald door de hakhoogte. Dit speelt zeker een grote rol wanneer de plantairflexoren erg spastisch zijn. Ook kan men het gezonde been een centimeter ophogen, waardoor de zwaaizijde aan de hemizijde veel gemakkelijker wordt. De voorkeur gaat uit naar een schoen met een lederen onderkant, waardoor bij een lichte sleepvoet de voet niet gemakkelijk blijft hangen. Dit geldt in het bijzonder voor het lopen buitenshuis.

Een voordeel van de bovenbeschreven schoen is, dat iedere beugel gedragen kan worden.

■ *Beugelvoorziening bij de hemiplegiepatiënt*

De meeste frequent voorkomende problemen bij het hemiplegisch been zijn de zwakke voetheffers en de instabiele knie. De knie kan in hyperextensie schieten door overheersende spasticiteit in de quadriceps en de kuitspieren, door gebrek aan voldoende propriocepsis of door het feit dat de patiënt een te zwakke quadriceps heeft en zekerheid zoekt in de hyperextensie van de knie. Dit probleem (zwakke voetheffers en instabiele knie) dient geanalyseerd te worden, waarbij men aanvankelijk alleen de voet zal opzwachtelen en de patiënt leert lopen met actieve quadriceps. Wanneer men regelmatig hemiplegiepatiënten looptraining geeft, is het zinvol om over enkele confectie-EVO's (enkel-voet orthesen) te beschikken. Hierdoor kan men de hemiplegiepatiënt gerichtere looptraining geven, in afwachting van het feit of hij meer controle krijgt over voetheffers en kniespieren. Wanneer de spasticiteit in het onderbeen niet te groot is, volstaan deze confectiebeugeltjes om de voet in 90° te stabiliseren in de zwaaifase.

Wanneer aan het einde van de training blijkt, dat de patiënt zijn kniecontrole onvoldoende beheerst of te weinig controle over de voetheffers heeft, kan worden besloten tot een definitieve beugelvoorziening.

De keuze van de beugel is afhankelijk van de bestaande problematiek. Een lange beenbeugel, waarbij de knie gefixeerd is in 180° of 0° extensie en de voet in 90° dorsoflexie is zelden nodig. Indien de knie niet voldoende kan worden gecontroleerd, is het ook mogelijk door een stugge onderbeenbeugel meer kniestabiliteit te geven. Dit kan het beste door een onderbeenbeugel op enkelniveau in 90° te fixeren. Hierdoor ontstaat een grondreactie, waarbij de knie geholpen wordt om te stabiliseren in lichte flexie. Hyperextensie en te veel flexie worden dan gedurende de standfase geremd.

Als materiaalkeuze kan men voor deze onderbeenbeugel kiezen uit metalen stangen of kunststof. Kunststof-onderbeenbeugels worden in de schoen gedragen en zijn hierdoor esthetischer. De materiaaldikte bepaalt de inwerking op enkel- en knieniveau. Maatwerk past meestal beter. Een kunststofbeugel vraagt meestal een schoen, die een half maatje groter is.

Wanneer de enkel door extreem spasme te zeer in plantairflexie, inversie en supinatie dreigt te gaan en dit niet met een kunststof-beugel tegen gehouden kan worden, kan het nodig zijn om te kiezen voor een bilaterale onderbeenbeugel van metaal.

Ook kan men eerst proberen het spasme in de kuitspieren te remmen door fenolinjecties in de n. tibialis of de motorische punten.

Wanneer de supinatie moeilijk te verhinderen is, kan men proberen met een zogenaamd T-leertje de enkel te stabiliseren. Bij deze metalen beugel kan men op enkelniveau kiezen voor een verend scharnier of een fixatie. Hierbij zal men steeds rekening houden met het feit dat de spanning op enkelniveau ook invloed heeft op de kniecontrole. Zo kiest men meestal voor een veersysteem op enkelniveau dat in beide richtingen, dorsaal- en plantairflexie, werkt. Daardoor worden tijdens de zwaaifase de voetheffers ondersteund en

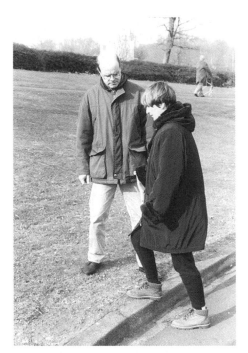

Afbeelding 8.18. Leren zelfstandig een drempel te overwinnen. Een EVO in de schoen is nauwelijks zichtbaar.

wordt tijdens de steunfase de kniecontrole geholpen en de kniehyperextensie afgeremd.

Waar een decennium geleden nog de meeste onderbeenbeugels uit metaal bestonden, is de indicatie voor metalen onderbeenbeugels bij hemiplegiepatiënten veel geringer geworden, daar velen uitkomen met een kunststof-onderbeenbeugel in de schoen.

Slechts in enkele gevallen is een bilaterale onderbeenbeugel noodzakelijk. De hoofdindicatie hiervoor blijkt nog steeds: te grote spasticiteit in het onderbeen en te geringe stabiliteit in het enkelgewricht. In het laatste geval moet steeds worden overwogen of dit probleem niet op een andere wijze kan worden opgelost (fenol-injecties).

8.6   Cerebral palsy

8.6.1   Inleiding

Cerebral palsy (CP) of infantiele cerebrale parese wordt meestal veroorzaakt door een geboortetrauma. Door de huidige verbeterde pre- en postnatale begeleiding komt deze aandoening gelukkig steeds minder vaak voor. De ziekteverschijnselen zijn uiterst variabel, zowel qua ernst als verscheidenheid van symptomen. Meestal gaat met de motorische verlamming in armen en/of benen ook een mentale retardatie gepaard.

Wanneer de geestelijke vermogens ernstig zijn gestoord, is een revalidatie in een gespecialiseerd centrum noodzakelijk. Bij een lichtere symptomatologie is medebehandeling door een kinderrevalidatieteam erg zinvol. Daar de motorische ontwikkeling grotendeels plaatsvindt in het eerste en tweede levensjaar is natuurlijk ook vroege diagnostiek en vroege behandeling uiterst belangrijk. Bekende therapeuten, zoals Bobath en Voyta, wijzen op en benadrukken dit gegeven en steunen op de neurofysiologische onderbouwing van hun concept.

In het bestek van dit boekwerkje is het niet mogelijk om op alle behandelfacetten bij cerebral palsy in te gaan. Toch worden hier de belangrijkste aandachtspunten voor de fysiotherapeutische behandeling genoemd.

In het eerste levensjaar vindt de grootste ontwikkeling van de motoriek en ook van het centraal zenuwstelsel plaats. De motoriek en de cerebrale functies ontwikkelen zich in relatie tot de omgeving. Deze ontwikkeling is sterk verbonden met en gekoppeld aan het bewegen. Omdat de plasticiteit en de compensatiecapaciteiten van de hersenen in het eerste levensjaar het sterkst zijn, is vroege behandeling noodzakelijk. Deze richt zich dan ook op het voorkomen van abnormale houdingen en houdingsreflexen en het stimuleren van normale houdings- en evenwichtsreacties, voorts op preventie van spierverkortingen en het stimuleren van de normale motoriek en de mentale ontwikkeling.

De belangrijkste symptomen of motorische stoornissen uiten zich in een paralyse (dit kunnen zijn: diplegie, hemiplegie, monoplegie of een quadriplegisch beeld) met een meestal afwijkende tonus in de spieren in de zin van een hypertonie en spasticiteit, met eventueel athetose/ataxie, hetgeen coördinatiestoornissen inhoudt.

Een van de belangrijkste aandachtspunten in de vroege behandeling is dan ook het stimuleren van de normale houdingsmusculatuur en houdingstonus. Bij het spastische kind zal men eerder dynamisch bewegen stimuleren, bij het athetotische kind zal men de hypermobiliteit en instabiliteit proberen te verminderen.

Bij de wat zwaardere en meervoudig gehandicapte kinderen moet men in de eerste levensjaren werken met totale correctie-orthesen voor het gehele lichaam om eveneens romp- en wervelkolomdeformiteiten tegen te gaan en correcte lig- en stahoudingen aan te bieden (Murray en Rouwer e.a., 1992).

De oefentherapie zal zich vooral richten op stoornissen in tonus, die leiden tot beperkingen in bewegingsuitslagen en verminderde bewegingssnelheid. Deze dysbalans in tonus leidt tot deformiteiten. Vooral bij asymmetrische verlammingen ontstaan groeistoornissen van de extremiteiten en de wervelkolom.

Het hoofdaccent van de fysiotherapie zal liggen op het inhiberen van pathologische bewegingspatronen en het stimuleren van normale bewegingspatronen (Bobath en Voyta). Gipsverbanden, orthesen, beugels en spalken kunnen deze oefentherapie ondersteunen. Pre- en postoperatief kunnen deze orthesen belangrijk zijn.

Als we ons meer richten op de eventueel te ontwikkelen sta- en loopfunctie, ontstaan meestal specifieke problemen ter hoogte van voeten, knieën, heupen en wervelkolom.

De voet vertoont meestal een matige tot ernstige spitsvoetstand, bij het lopen of staan zal de hiel de vloer niet raken. Meestal ligt de oorzaak hiervan in de hypertonie en eventuele verkorting van de m. triceps surae. Een andere voetafwijking kan de varus adductus-stand zijn. Ter hoogte van de knieën zien we meestal een flexiestand, veelal gepaard gaande met een valgusstand en een endorotatie in de heupen. Deze endo-adductieneiging in de heupen wordt ook weer door hypertonie veroorzaakt, leidt eventueel tot een x-patroon in de benen en kan secundair leiden tot luxatie in het heupgewricht. Hoofdoorzaak hiervan is meestal spasticiteit of disbalans in spiertonus. Dit kan dan verder weer leiden tot bekkenscheefstand en scoliosevorming.

Daar wervelkolomafwijkingen en scoliose bij cp-kinderen frequent voorkomen, is vanaf het begin aandacht voor deze misvorming noodzakelijk en moet op basis van het chronologisch onderzoek vrij snel

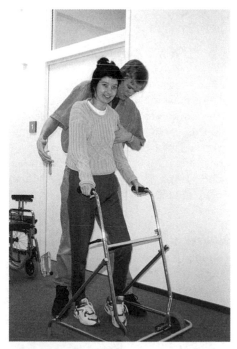

Afbeelding 8.19. Patiënte met recent traumatisch hersenletsel verheugt zich op haar eerste passen.

tot correctiekorsetten overgegaan worden. Ook de prognose van een eventuele loopfunctie speelt bij deze wervelkolomcorrecties een belangrijke rol, daar te grote krommingen kunnen leiden tot een balansverstoring, zowel in zit als in stand. Afhankelijk van de skeletleeftijd zal men meestal bij een kromming van meer dan 40° overgaan tot een operatieve stabilisatie.

Kennis van deze voorkeurshoudingen en standen in de onderste extremiteiten zijn uiterst belangrijk voor de oefentherapie en de te geven sta- en looptraining.

Afhankelijk van de problematiek moet men steeds proberen om tot een functionele loopfunctie te komen voor de leeftijd van 7-8 jaar. De ervaring heeft geleerd dat dit na deze leeftijd niet meer lukt. Daarom is het ook zinvol om niet blindelings met deze looptraining door te gaan. Uitgaande van bovengenoemde symptomatologie beschrijven we nu de belangrijkste beugel- of orthesevoorziening ter hoogte van romp en benen.

8.6.2 Orthesen of beugels ter hoogte van de heupen

Heupsubluxaties en luxaties moeten worden voorkomen, dit wordt het beste bereikt door tijdens de groei heupabductie-orthesen voor te schrijven. Daarom is een controle tijdens het eerste levensjaar noodzakelijk en kan vroegtijdig een adequate abductiebeugel in rust worden gedragen.

Bij kinderen die een sta- en loopfunctie ontwikkelen zien we vaak dat het risico op een subluxatie cq. luxatie minder frequent voorkomt. Deze abductie-orthese heeft alleen zin in combinatie met fysiotherapie, die zich richt op de abductie-mobiliteit van beide heupen. Oefeningen in bijvoorbeeld spreidzit en sta-oefeningen met de benen in abductie zijn zinvol.

Ook in zit in de rolstoel en in lighoudingen in bed of wandelwagen kan deze abductiestand behouden blijven.

Wanneer tijdens de ontwikkeling van de loopfunctie blijkt dat de endorotatie in de heup te groot is, dan kan men een bekkencorset maken met een heupderotatie-orthese, waarbij de endorotatie tegen wordt gegaan. Is deze neiging tot endorotatie eerder gering, dan volstaat eventueel een bandage of losse band, die spiraalvormig over het been van buiten naar binnen loopt en derhalve een exoroterende werking heeft.

Bij een uitgebreide verlamming in de benen, waarbij de spasticiteit niet te uitgesproken is, kan men kiezen voor bekkenbeugelapparatuur, zoals bij de traumatische dwarslaesies. We denken hierbij in eerste instantie aan een parapodium, de swivel-walker, de reciproke orthese (zie dwarslaesiebehandeling).

8.6.3 Knie-orthesen

De meest voorkomende problemen rond het kniegewricht zijn flexiecontracturen, endorotatie vanuit de heupen, valgusstand en secundair een exorotatiestand van de tibia.

Om deze contractuurneiging te voorkomen, kan worden gekozen voor KEVO's of achterspalken, waarbij het kniescharnier afhankelijk van de problematiek, al of niet verend of instelbaar is.

Lange beenbeugels in de vorm van KEVO's (knie-enkel-voetorthesen) zijn geïndiceerd, wanneer de knie-afwijking te groot is om deze met behulp van een enkelvoetorthese te corrigeren (wanneer de valgusstand in de knieën te uitgesproken is).

Wanneer de flexieneiging in de knieën te groot is of de quadriceps te zwak, is een lange beenbeugel zonder meer noodzakelijk.

Wanneer de quadriceps echter sterk genoeg is en men eerder ter hoogte van de knie corrigerend wil werken, kan men kiezen voor een los kniescharnier met een

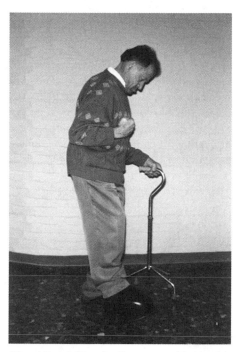

Afbeelding 8.20. Patiënt met cerebral palsy loopt reeds jaren met vierpoot en KEVO rechts. De voetafwijking wordt in de schoen opgevangen.

stop in o°-extentie. Vroeger werden deze beugels meestal van metaal en leer gemaakt, tegenwoordig kiest men voor lichtere materialen, zoals kunststof en koolstof. Het kniescharnier is meestal te deblokkeren, zodat het mogelijk is om in een rolstoel toch met gebogen knieën te zitten.

Bij minder uitgesproken knieproblemen is het mogelijk om vanuit de grondreactie van de EVO de knie positief te beïnvloeden.

8.6.4   De enkel-voetorthesen

De enkel-voetorthesen bestaan in verschillende vormen en hebben verschillende functies. Afhankelijk van de onderbeenmusculatuur, van de tonus en eventuele spierverkortingen maakt men gerichte keuzes.

Hier volgen enkele voorbeelden, voor een uitgebreidere beschrijving verwijzen we

echter naar het hoofdstuk over de enkelvoetorthesen.

Wanneer in de zwaaifase een equinusstand van de voet of een dropvoet ontstaat en de voetheffers dus paretisch zijn, volstaat meestal een polypropyleen kunststof enkel-voetorthese, die in de zwaaifase de dorsaalflexie behoudt. Wanneer echter de triceps surae uiterst hypertoon en verkort is en daardoor ook negatieve invloed uitoefent op het voetgewelf (en dus een spastische equinovalgusstand veroorzaakt), dan zal ook tijdens de standfase deze voetstand aanwezig zijn, hetgeen vaak leidt tot een verhoogde spasticiteit door rek op de kuitspier en een groot risico op genu recurvatum oplevert. Meestal is bij deze problematiek een stevige EVO noodzakelijk, dit veelal in combinatie met een orthopedische schoen om ook de voetafwijking op te vangen. Hierdoor wordt de tonische reflex-activiteit afgeremd, waardoor ook de controle over heup- en knieflexie groter wordt.

Afhankelijk van de voetafwijkingen zal ook aangepast schoeisel noodzakelijk zijn en wanneer de voetafwijking te groot is, zal men waarschijnlijk ter hoogte van de orthopedische schoen of EVO een soort arthrodesekoker voor het vastzetten van het enkelgewricht verkiezen. Ook in rusthoudingen is het vaak zinvol om deze nulstand in het enkelgewricht te handhaven. De looptraining is grotendeels afhankelijk van de uitgebreidheid van de symptomatologie en moet primair mikken op het nastreven van normale bewegingspatronen en een functioneel lopen. Beugelvoorzieningen zijn helemaal afhankelijk van de bestaande problematiek. Een aantal principes, die later beschreven worden bij beugelapparatuur en looptraining zijn hierbij van toepassing.

Het spreekt vanzelf dat ook de fysieke en mentale ontwikkeling van het kind voor een stuk bepalend is in hoeverre de looptraining en de loopfunctie slaagt.

8.7   M. Parkinson

De ziekte van Parkinson wordt veroorzaakt door een degeneratie van de middenhersenen en de hersenstam en kenmerkt zich door rigiditeit, tremor en posturale instabiliteit. Opvallend is ook de akinesie, het onvermogen om bewegingen te starten en te continueren en de bradykinesie, traagheid en snelle vermoeidheid van beweging.

L-dopa derivaten kunnen bovenstaande symptomen behoorlijk verminderen, doch fysiotherapie blijft meestal geïndiceerd (Nieuwboer, 1994).

Het looppatroon vertoont vaak de volgende afwijkingen:
– problemen met starten, stoppen en richtingsverandering;
– beperkte paslengte, licht verbreed gangspoor;
– traag en te veel flexie in romp, heup en knieën;
– te weinig armzwaai en romprotatie;
– romprotatie is niet tegengesteld aan bekkenrotatie;
– beperkte voetafwikkeling, schuifelende gang (Whittle, 1991).

Het accent bij de looptraining (Hedin-Andén, 1994) zal vooral liggen op de verbetering van het ritme en de controle van de bekken- en rompbewegingen, reciproke armbewegingen en dynamisch looppatroon.

Het verminderen van de rigiditeit kan passief, doch beter is actief. Hiervoor voert men best overdreven dynamische bewegingen uit, zoals overdreven armzwaai en rotaties, overdreven grote en snelle passen, hakken- en tenengang.

Een aantal voorbereidende gangoefeningen kan men ook op de mat uitvoeren of als thuisoefeningen meegeven. Dit laatste is erg belangrijk, daar Parkinson-patiënten snel terugvallen in hun stereotiep looppatroon, zodra ze de therapieruimte verlaten.

Facilitatietechnieken (Beckers e.a., 1994) uit het PNF-concept bieden bij bovenstaande afwijkingen goede mogelijkheden.

Meestal hebben deze patiënten geen orthese nodig en redden ze zich zonder of met een eenvoudig loophulpmiddel. Vanwege de blijvende beperkingen is er meestal een continue rol weggelegd voor de therapeut, namelijk om de functionele capaciteiten, inclusief het lopen zoveel mogelijk te onderhouden.

Literatuur

Aly, M. Die therapeutische Begleitung des kleinen MMC-Kinder (Spina Bifida). Krankengymnastik 1992; 44/3: 268 - 284.

Beckers, D.M., Buck, M.J. De revalidatie van dwarslaesie-patiënten. De Tijdstroom, Lochem, 1992.

Beckers, D.M., Pons, C. De sta- en looptraining bij mensen met een dwarslaesie. Nederlands Tijdschrift voor Fysiotherapie 1986; 96/5: 110 - 114.

Bobath, B. Hemiplegie bij volwassenen, evaluatie en behandeling. Bohn Schelkema en Holkema, Utrecht, 1979.

Davies, P.M. Hemiplegie, de romp centraal. Bohn Stafleu van Loghum, Houten, 1992.

Davies, P.M. Hemiplegie. Bohn Scheltema en Holkema, Utrecht, 1989.

Dittmer, K. Die Behandlung des Spina-Bifida-Patienten aus orthopädie-technischer Sicht. Orthopädie Techniek 1993; 1: 28-31.

Figoni, S.F. Cardiovascular and haemodynamic responses to tilting and to standing in tetraplegic patients. Paraplegia 1984; 22: 99 - 109.

Fugl-Meyer, A. The post-stroke hemiplegic patiënt. Scandinavian Journal of Rehabilitation Medicine 1975; 7: 13 - 31.

Grimm, A., Schultheiss, D. Das Bähler-Torsions-Modul für reziproke Gehorthesen. Orthopädie Technik 1993; 4: 280 - 281.

Halfens, J. De behandeling van de hemiplegiepatiënt op basis van het NDT-concept. Nederlands Tijdschrift voor Fysiotherapie 1988; 98/4: 70 - 73.

Hedin-Andén, S. PNF-Grundverfahren und

funktionelles training. Gustav Fischer, Stuttgart, 1994.

Hjeltnes, M., Volae, Z. Circulatory strain in everyday life of paraplegics. Scandinavian Journal of Rehabilitation Medicine 1979; 11: 67 - 73.

Kaplan, P.E., Roden, W. Reduction of hyper-calciuria in tetraplegia after-bearing and strengthening exercises. Paraplegie 1982; 19: 289 - 293.

Kilian, A. Uberlegungen zür Schuh-Schienen-versorgung beim Hemiplegiker. Kranken-gymnastik 1990; 5: 531 - 536.

Kollen, B.J. Fysiotherapie bij de volwassen hemiplegiepatiënt. Nederlands Tijdschrift voor Fysiotherapie 1982; 92/10: 226 - 260.

Niemeyer, A., Malek, U. Die Behandlung des Spina-Bifida-Patienten aus krankengym-nastischer Sicht. Orthopädie Technik 1993; 1: 33 - 35.

Nieuwboer, A., e.a. Een literatuurstudie naar de effecten van fysiotherapie bij de ziekte van Parkinson. Nederlands Tijdschrift voor Fysiotherapie 1994; 9: 122 - 128.

Odeen, I., Knutsson, E. Evaluation of the ef-fects of muscle stretch and weight load in patients with spastic paralysis. Scandina-vian Journal of Rehabilitation Medicine 1981; 13: 117 - 121.

Perry, J. Gait analysis. Slack Incorporated, Thorofare, 1992.

Perquin, R. Onstaan en verschijningsvormen van hemiplegie. Boerhaave ISPO-cursus, Noordwijkerhout, 1992.

Preisler, B., Neirick, U. Der Parawalker. Kran-kengymnastik 1992; 44: 297 - 301.

Preisler, B. Swivelwalker. Krankengymnastik 1992; 44: 290 - 296.

Smidt, G.L. Gait in rehabilitation. Churchill Livingstone, London, 1990.

Twitchell, T. Restoration of motor function following hemiplegia in man. Brain 1951; 74: 443 - 480.

9 Orthesen

9.1 Inleiding

Het behouden of herwinnen van de sta- en loopfunctie is voor veel patiënten erg belangrijk. Vaak is hierbij een uitwendig hulpmiddel of orthese noodzakelijk (Boldingh, 1981).
Het doel van een orthese is meestal het ondersteunen of overnemen van een functie van een lichaamsdeel. Ook kan een orthese noodzakelijk zijn om gewrichtsafwijkingen te voorkomen of te verbeteren. De laatste jaren heeft een geweldige evolutie plaatsgevonden binnen de orthesiologie, enerzijds door het gebruik van nieuwe materialen, zoals thermoplasten, lichte metalen en koolstoffen, anderzijds door de biomechanische en wetenschappelijke onderbouwing.

■ *Soorten en benaming*

Het woord orthese is een algemene benaming, alternatieven zijn in het Nederlands: beugel en spalk, waarbij bij een beugel meestal een bewegend element zit en bij een spalk niet.
In de Engelstalige literatuur worden hiervoor meestal respectievelijk de termen brace en splint gebruikt. De verschillende beenorthesen kunnen wij het beste groeperen en benoemen naargelang het aangrijpingspunt op het been (zie afb. 9.1).

■ *Algemene doelstellingen en aandachtspunten*

De beste resultaten kan men slechts bereiken, indien de orthesekeuze plaatsvindt binnen een totaalbehandeling, waarin arts, therapeut, patiënt en orthopedisch instrumentmaker nauw samenwerken.
De doelstelling van een orthese is meestal een of een combinatie van de volgende functies:
1 het ondersteunen van een te zwakke spierfunctie, bijvoorbeeld een EVO (AFO = ankle-foot orthosis) bij een dropvoet;
2 het corrigeren van ongewenste gewrichtsstanden of bewegingen, bijvoorbeeld een dynamische knie-orthese, KO (knee-orthosis) bij knieflexiecontracturen;
3 het voorkomen van ongewenste gewrichtsstanden of bewegingen, bijvoorbeeld een knie-enkel-voetorthese KEVO (KAFO = knee-ankle-foot orthosis) om een hyperextensie in de knie te voorkomen in de standfase bij een poliopatiënt;
4 het (gedeeltelijk) immobiliseren: bijvoorbeeld een knie-orthese (KO) of kniebrace met een beperkte flexie-extensierotatie na een kruisbandruptuur;
5 het ontlasten van een gewricht of bot. Om in de standfase te ontlasten moet de orthese tot onder de voet doorlopen, bijvoorbeeld de heup-knie-enkel-voetorthese, HKEVO (HKAFO = hip-

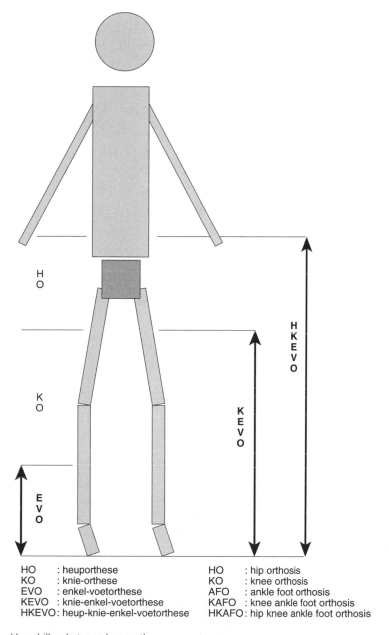

HO	: heuporthese	HO	: hip orthosis
KO	: knie-orthese	KO	: knee orthosis
EVO	: enkel-voetorthese	AFO	: ankle foot orthosis
KEVO	: knie-enkel-voetorthese	KAFO	: knee ankle foot orthosis
HKEVO	: heup-knie-enkel-voetorthese	HKAFO	: hip knee ankle foot orthosis

Afbeelding 9.1.   Verschillende typen beenorthesen.

knee-ankle-foot orthosis) met tuberzit, waardoor het been ontlast wordt (bijvoorbeeld de Thomassplint).

De orthesekeuze en de keuze van materialen, steunpunten en sluitingen is niet alleen afhankelijk van deze vernoemde doelstellingen of biomechanische principes. Comfort, cosmetica, huidvriendelijkheid en transpiratie, als ook de sensibiliteit, leerbaarheid, de handfunctie en motivatie van de patiënt spelen hierbij een rol.

9.2   De enkel-voetorthese

De twee meest voorkomende indicaties voor een enkel-voetorthese (EVO) zijn (Eichler, 1990):

a gewrichtsletsel: dit vereist een gedeeltelijke immobilisatie. Meestal voldoet hier een enkelbrace;

b een peroneusverlamming: deze vereist ondersteuning voor de zwakke voetheffers, al of niet gepaard gaande met spasticiteit.

9.2.1 Enkelbrace

Bandletsels van het bovenste spronggewricht komen frequent voor, meestal betreft het de buitenenkel.

Bij een overrekking van de gewrichtsbanden volstaat vaak een tijdelijke bandage of taping. Bij een uitgebreide ruptuur van alle gewrichtsbanden wordt operatief ingegrepen, gevolgd door een immobilisatieperiode. Bij een gedeeltelijke ruptuur

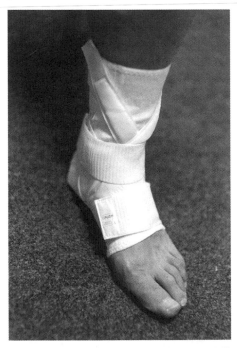

Afbeelding 9.2. De enkelband geeft stabiliteit na een bandletsel.

wordt tegenwoordig gebruik gemaakt van enkelbraces. Deze beperken het spronggewricht vooral in pro- en supinatierichting en minder in de plantair- en dorsaalflexie. Er zijn tegenwoordig vele verschillende confectiemodellen op de markt (Eichler, 1990). De meeste zijn van kunststof, hebben klittenbandsluitingen en een polstering of opening rond de malleoli. Ze worden in de regel in de schoen gedragen.

Enkelbraces variëren van rigide typen, die geïndiceerd zijn daar waar een grote mate van immobilisatie gevraagd is, tot heel flexibele typen, die een actievere herstelperiode en het hervatten van sporten mogelijk maken.

Het looppatroon na een bandletsel en na het dragen van deze enkelbraces kenmerkt zich meestal door een beperkte enkelbeweeglijkheid en voetafwikkeling. Vaak ontstaat het typisch manklopen: korte standfase, korte paslengte, geen volledige belasting van het aangedane been, terwijl de compensatie van deze enkelfixatie vanuit heup en knie komt.

9.2.2 Enkel-voetorthese

Enkel-voetorthesen zijn orthesen, die doorlopen tot net onder de knie.

De huidige enkel-voetorthesen worden hoofdzakelijk van kunststof gemaakt, dit in tegenstelling tot de vroegere leer-metalen enkel-voetorthesen. Deze kunststofvervaardiging heeft een aantal voordelen. Dit materiaal is bijna onbreekbaar, de kleur is meestal cosmetisch, de orthese is normaliter goed passend te maken rond kuit en enkel. Kunststof is licht, kan weliswaar transpiratie in de hand werken, maar geeft meestal geen afknelling of oedeem. De kunststof orthese kan meestal in de schoen gedragen worden. Hierbij volstaat vaak een gewone, kwalitatief goede schoen. Een schoenadvies voor deze EVO luidt als volgt:

– de schoen moet voldoende ruimte laten voor de EVO en voor de tenen;

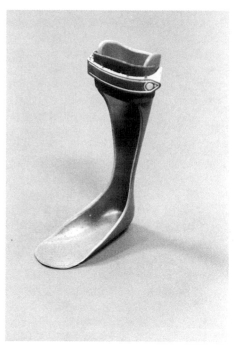

Afbeelding 9.3. Een EVO op maat; model voor kind. De kleur kan de patiënt zelf kiezen.

– de zool moet breed genoeg zijn om voldoende stabiliteit te geven;
– de gelengconstructie (dus de onderkant) moet stevig genoeg zijn om doorzakken van het voetgewelf te voorkomen;
– de hakhoogte varieert van 2½ tot 3½ cm;
– de schoen moet de wreef goed omsluiten, bij voorkeur met een vetersluiting;
– de hielomsluiting, of contrefort zal voldoende sterk zijn.

9.2.3 Type van EVO's en indicatie

Het confectiemodel of halffabrikaat: indicatie is een lichte voetheffersparese zonder uitgebreide spasticiteit of instabiliteit in het enkelgewricht.
Deze confectie EVO of halffabrikaat wordt geleverd in verschillende maten en verschillende materiaaldikten.

De EVO op maat: dit is een op maat, meestal op gipsmodel gemaakte kunststof EVO. Hiervoor gebruikt men thermoplastische materialen, waardoor een perfecte pasvorm wordt verkregen. Materiaaldikte en omsluiting van de enkel bepalen de stabiliteit. Hierdoor kan met deze beugel op maat naast de slappe verlamming ook een lichte spastische parese goed worden opgevangen. Een lichte varus- of valgusneiging wordt voorkomen. Het voetbed wordt optimaal ondersteund, zodat extra steunzolen overbodig zijn.

De metalen EVO:
– de *peroneusveer:* dit is een platte metalen veer met een kuitbandje, die in de schoen aan een metalen steunzool, ofwel achter onder de schoen vastgemaakt is. De indicatie is eerder een lichte en geen spastische peroneusverlamming. Dit type is niet meer zo in gebruik en is alleen nog maar geïndiceerd waar een kunststof-orthese niet voldoet, bijvoorbeeld bij extreme transpiratie;
– de *spiraalveerorthese:* dit is een soepele veer, die eventueel afneembaar is en onder de schoen kan worden bevestigd, bijvoorbeeld De Caroli-orthese. Ook dit type dat bij slappe verlammingen geïndiceerd is, wordt steeds minder gebruikt. Deze orthese wordt nog wel als tijdelijke of proeforthese gebruikt;
– de zogenaamde *shoe-clip:* dit is een metalen of van glasvezel gemaakte veer, die achter de schoen op de contrefort wordt geschoven. Ook dit type wordt nog maar zelden gebruikt.

De EVO met zijdelingse stangen en scharnieren:
– de EVO met *dubbele stangen:* mediaal en lateraal, geeft een grotere laterale stabiliteit in de enkel en is eventueel voor correctie van valgus- en varusstand met behulp van een t-leertje te gebruiken. Het scharnier op enkelniveau kan

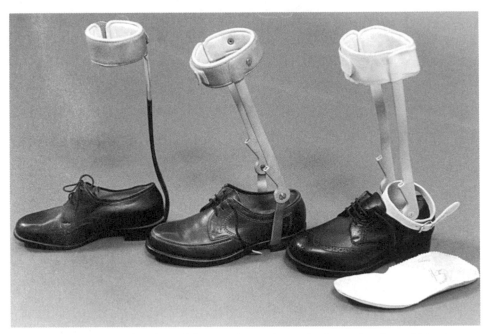

Afbeelding 9.4. Verschillende modellen metalen EVO's met fixatie aan de schoen. Links de peroneusveer; midden en midden rechts met zijdelingse stangen; rechts met t-leer en steunzool.

verend of vast worden gemaakt in twee
richtingen (zowel in plantair- als dorsaalflexierichting).
De hoofdindicatie voor deze bilaterale
stangenbeugel is vooral een verlamming van de voetheffers, instabiliteit
van de enkel en een uitgesproken hypertonie in de kuitspier;
– de EVO met een zijdelingse stang en enkelscharnier. Bij minder uitgesproken
spasticiteit en eventueel een valgusstand kan één stang volstaan. Ook hier
weer de mogelijkheid om het scharnier
op enkelniveau verend te maken. Een
t-leertje kan de laterale of mediale en-
kelafwijking voorkomen.

De EVO uit een geheel:
– *arthrodesekoker* voor de enkel. Wanneer
de spastische verlamming uitgesproken
is, kan ter hoogte van de enkel een koker (eventueel met sandaal) gemaakt
worden, waarbij op enkelniveau een
scharnier of een vaste fixatie voorzien
wordt.

Indicaties voor deze fixatie op enkelniveau zijn vooral extreme enkelinstabi-
liteit, pijnlijke enkelbewegingen, post-
operatieve behandelingen, extreme
spastische verlammingen.

9.2.4 Biomechanische overwegingen en invloed van de enkelstand op het looppatroon

Bij het aanmeten van een EVO of onderbeenbeugel zal men steeds kijken naar de
enkelstabiliteit en de invloed op de stand
van de knie. Bij het dynamisch onderzoek
zal men ervoor waken, dat in stand, bij
mid-stance, de voet plat op de vloer staat.
Wanneer hier in stand te veel voorvoetbelasting ontstaat, zal ter hoogte van de knie
een extensiemoment ontstaan; is er echter
een te grote belasting op de hiel en te weinig voorvoetbelasting, dan zal er een
flexiemoment in de knie ontstaan. Deze
krachtmomenten ter hoogte van de knie
kan men bewust beïnvloeden door de

zooldikte onder de voorvoet of de hakhoogte te variëren.

Wanneer men een EVO in de schoen
draagt, zal men bij wisseling van schoenen
steeds voor dezelfde hakhoogte kiezen.

9.3 De knie-orthese

Bij een knie-orthese maken we onderscheid tussen de KO = knie-orthese, die
louter ter hoogte van de knie aangrijpt en
de KEVO = de knie-enkel-voetorthese, die
van net onder de heup of tuber tot onder
de voet reikt. Bij de knie-orthese maakt
men onderscheid tussen de kleine of kort-
armige knie-orthese, die slechts geringe
krachten kan opvangen en de wat langere
en grotere knie-orthese met lange momentarmen.

Een KEVO is geïndiceerd wanneer een
knie-orthese niet goed te fixeren is en
dreigt af te zakken, wanneer langere momentarmen noodzakelijk zijn om voldoende effectief te zijn en wanneer tevens
een EVO geïndiceerd is. Wanneer slechts
de knie gestabiliseerd dient te worden tijdens de standfase volstaat meestal een KO.
In het geval dat ook enkel én voet ondersteund dienen te worden, is er een indicatie voor een KEVO.

De grootste groep patiënten met indicaties voor een lange beenbeugel of KEVO
zijn neurologische patiënten met een slappe of spastische verlamming. Bij dwarslaesiepatiënten staan de praktische toepassingen hiervan beschreven. Indicaties voor
een knie-orthese zijn meestal het vermijden van de knieflexie of hyperextensie en
een beperking in de schuiflade, een beperking in de rotatie en verbetering van de
propriocepsis (Piorowsky, 1994).

Bij de keuzebepaling van knie-orthesen en
KEVO's is het belangrijk biomechanisch in-
zicht te hebben in de krachten die op de
knie inspelen en welke krachten men via
deze brace wil afremmen of voorkomen.
Deze krachten en tegenkrachten bepalen
namelijk in grote mate de vorm van de orthese en vooral het aangrijpingspunt rond,
boven en onder de knie. Een ander aandachtspunt is het scharnier op knieniveau.
In principe hoort het scharnier ter hoogte
van de as van het gewricht te zitten om
een soepele beweging toe te laten. Een
scharnier dat naar achteren is geplaatst,
veroorzaakt in de knie een extensiemoment. Een scharnier dat vóór de ge-
wrichtsas ligt, geeft een flexiemoment.
Naar gelang de indicatie kan men ook kiezen voor een scharnier met een beperkte
beweeglijkheid in flexie of extensie, een

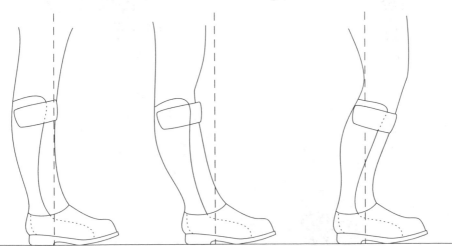

Afbeelding 9.5. De stand van de enkel heeft invloed op de knie: links een neutrale invloed, in het
midden ontstaat een extensiemoment en rechts een flexiemoment.

scharnier dat te blokkeren is in 0° extensie of een verend scharnier.

Meerassige kniescharnieren worden de laatste tijd vaker toegepast omdat ze door hun constructie de fysiologische bewegingen van het kniegewricht beter volgen.

9.3.1 Soorten knie-orthesen

Naar gelang de krachten, die dienen in te grijpen op de knie, zal men kiezen tussen een korte of lange knie-orthese.

De elastische kniebandage met baleinen: deze geeft stabiliteit aan een kniegewricht met lichte problemen, zoals bijvoorbeeld beginnende artrose. De baleinen kunnen ook vervangen zijn door zijstangen met scharniertjes. Deze geven extra steun aan de laterale en mediale banden.

Hoe groter de mediale of laterale instabiliteit, zoals bij varus- en valgusstand, des te zwaarder zullen de gekozen zijstangen zijn. Naar gelang de noodzaak zal men voor een bandage kiezen met extra verste-vigingsstrippen. Zo zal men bijvoorbeeld om de schuiflade van het onderbeen voorwaarts af te remmen een bandage nét onder de knie en extra strip onder de patella aanbrengen. Om de achterwaartse schuifbeweging tegen te gaan, worden deze strips achter in de knieholte in kruisvorm aangebracht. Bij een instabiele patella of een patelladysplasie gebruikt men een cirkelvormige of hoefijzervormige drukpolstering rond de patella (zie afb. 9.7).

De kunststof knie-orthese: een lange knie-orthese kan door zijn langere momentarmen grotere krachten uitoefenen op het kniegewricht. Het materiaal is meestal van kunststof, al of niet in combinatie met elastisch materiaal en bevestigingsstrips.

Meestal kiest men hier ófwel voor een los scharnier, dat ter hoogte van de condylen steun kan geven en laterale en mediale instabiliteit voorkomt, ófwel voor een scharnier, dat instelbaar is, waardoor men dus een flexie- of een extensiebeperking kan inbouwen. Voor een uitgebreider

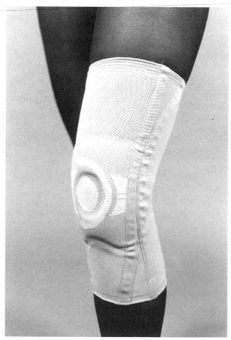

Afbeelding 9.6. Elastische kniebandage met baleinen.

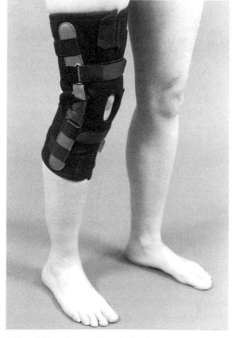

Afbeelding 9.7. Elastische kniebandage met zijstangen en scharniertjes.

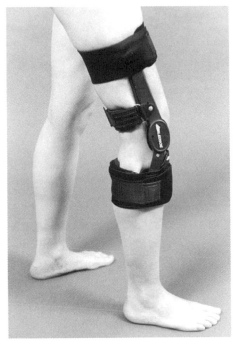

Afbeelding 9.8. Kunststof knie-orthese.

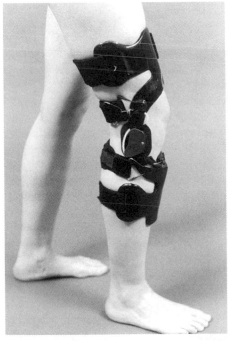

Afbeelding 9.9. Knie-orthese met dubbelassig scharnier en preventie van schuiflade. Indicatie onder andere bij kruisbandletsels.

overzicht van al deze kniebandages en orthesen verwijzen we naar Hayndel (1989). Bij de grotere knie-orthesen gebruikt men meestal lateraal kunststof of momentstangen en de scharnieren zijn meestal van metaal. Distaal en proximaal gebruikt men circulaire strips en dichter bij de knie kan men met deze strips specifieke doelstellingen, zoals anti-schuiflade en anti-rotaties, nastreven.

9.3.2 Toepassingen en indicaties van knie-orthesen

1 Immobilisatie: om een gewricht in een bepaalde positie te fixeren en te immobiliseren gebruikt men vaak een soort achterspalk van kunststof of thermoplast, waarbij men met klittenband fixeert. Direct postoperatief wordt dit vaak toegepast.
2 Als contractuurbehandeling of bij progressieve mobiliteitsverbetering maakt men gebruik van een knie-orthese met instelbare kniescharnieren.
Bij instabiele kniegewrichten zal men erop letten dat het aangrijpingspunt van de verschillende krachtmomenten perfect past binnen het gestelde doel. Men zal er steeds voor waken, dat de gewrichtsassen, de positie van femur ten opzichte van de tibia en omgekeerd fysiologisch verloopt.
Bij een licht instabiele knie volstaan vaak elastische kniekorsetten, zoals in bovenstaande werd beschreven. Bij een ernstige instabiliteit maakt men meestal gebruik van een langere kniebrace omdat grotere krachtmomenten noodzakelijk zijn. Hier werkt men vaak via het vierpuntsprincipe. Een voorbeeld hiervan is een redressie van een valgus- of een varusknie of een voorkomen van een schuiflade, zoals bij een kruisbandletsel. Bij valgus- of varusafwijking zal de kracht lateraal of mediaal aangebracht moeten worden, bij een kruisbandletsel dient vooral het afschuiven van het tibiaplateau naar dorsaal voorkomen te worden (zie afb. 9.9).
Ook de plaats en het soort kniescharnier

van de brace hebben invloed op de kniebe-weging en op de schuiflade. Een vaak op-tredend probleem bij een knie-orthese is het correct fitten, zodat optimale steun-punten blijven bestaan tijdens het gebruik van deze dynamische orthesen.

Goede steunpunten vinden op de weke delen is zeer complex. Een goede fixatie is slechts mogelijk bij mensen, die musculair goed gebouwd zijn, bij adipeuze en atrofi-sche benen is het eerder moeilijk. Wan-neer deze fixatie ter hoogte van de knie moeilijk blijkt, zal men steeds overwegen of een lange beenbeugel, die tot aan de voet reikt (een KEVO) geen betere functio-nele oplossing biedt (Kreps, 1994).

9.4   De KEVO of knie-enkel-voetorthese

De KEVO moet de kracht op het juiste mo-ment en op de juiste plaats uitoefenen. Meestal maakt men hier gebruik van een zogenaamd driepuntssysteem. De grootte van deze krachten is erg afhankelijk van de kniestand. Bij belasting zal vooral een flexiemoment ontstaan, een steunpunt in voor- achterwaartse richting zal vooral ventraal aangebracht zijn ter hoogte van de knie en de tegenkrachten worden uit-geoefend op dorsale zijde van het boven-been en op de voet of dorsale achterkant van het onderbeen.

Deze steunkrachten in voor- achterwaart-se richting kan men op verschillende plaatsen aanbrengen (Lehmann, 1976).

9.4.1   Enkele toepassingen en indicaties voor een KEVO

Een eerste voorbeeld is wanneer er bij het kniegewricht structurele stabiliteit ont-breekt en een KO ontoereikend is. Denk hierbij aan extreme genu valgum.

Doelstelling is hier de gestoorde ge-wrichtsuitlijning te verbeteren of verdere afwijkingen te voorkomen.

Een andere indicatie is de actieve instabili-teit of insufficiëntie (denk aan quadriceps-parese of paralyse of aan een dwarslaesie-beeld, zie ook hoofdstuk 8). Bij een ernsti-ge parese van de quadriceps zal men kiezen

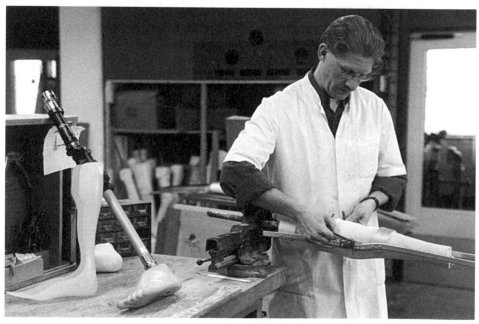

Afbeelding 9.10.   Een KEVO wordt op een gipsmodel gemaakt. (Welzorg-Hoensbroek.)

voor een kniescharnier, dat men op slot kan zetten. Men kan ook overwegen om door het kniescharnier meer naar dorsaal te zetten het extensiemoment te vergroten.

Andere indicaties voor een lange beenbeugel met eventueel knieslot zijn: poliomyelitis, spierdystrofie. Een los kniescharnier met een stop op 180° extensie voorkomt een te extreme hyperextensie.

De praktische toepassing van deze lange beenbeugels in de neurologie vinden wij in het hoofdstuk dwarslaesie-revalidatie.

Een andere indicatie voor een lange beenbeugel of KEVO is bijvoorbeeld knie-immobilisatie en het verminderen van contracturen. Hier kiest men meestal voor een progressief instelbaar scharnier.

Een indicatie voor een langere beenbeugel, waarbij het gehele been wordt ontlast, is de Thomasbeugel of Thomassplint. Deze wordt vooral in de orthopedie gebruikt, waarbij de botten of gewrichten langere tijd niet belastbaar zijn (denk ook bijvoorbeeld aan de ziekte van Perthes). Tijdens het staan of lopen wordt het lichaamsgewicht gedragen via de tuberzit, zoals bij de quadrilaterale koker bij beenprothesen.

Tegenwoordig worden deze verschillende indicaties en vormen van KEVO's vooral gemaakt van kunststof cq. kunststofschalen die, net als de EVO, aangrijpen op bovenbeen, onderbeen en rond de voet versterkt worden met metalen stangen. De vroegere constructies van metaal met leer overtrokken worden nog slechts zelden gebruikt.

De voordelen van deze kunststof werden reeds eerder genoemd. Het voetgedeelte is tegenwoordig vaak van kunststof. Alleen in uitzonderlijke gevallen zal men nog kiezen voor een circulaire fitting of een kokermodel rond knie of voet (denk hierbij aan extreme spitsvoetstand in de neurologie).

9.5 De HKEVO of heup-knie-enkel-voetorthese

9.5.1 Inleiding

De heup-knie-enkel-voetorthese is eigenlijk een KEVO met daarbij nog een heupgedeelte of een gedeelte dat tot boven de heup ter hoogte van de lende doorloopt.

Het hoofddoel van de HKEVO is meestal het continueren van het staan of lopen. Dit staan of lopen heeft meestal uitsluitend een therapeutisch en preventief karakter. De hoofdindicatie om deze beugel zo hoog (namelijk tot boven de heup) op te bouwen is meestal de actieve instabiliteit in het heupgewricht. De voornaamste indicaties en toepassingsgebieden zijn dan de neuromusculaire aandoeningen, zoals bij paraplegische patiënten, CP-patiënten, polio en andere aandoeningen, zoals spierziekten of eventueel multiple sclerose.

De zin van deze orthese valt of staat met de motivatie van de patiënt om het staan of lopen te continueren.

Deze orthese kan zowel unilateraal als bilateraal worden toegepast. Er bestaan verschillende soorten en typen. Hieronder volgen de voornaamste.

9.5.2 De vormen en toepassingen

De meest eenvoudige vormen van een HKEVO zijn de statafel en het sta-apparaat. Het doel is hier alleen het staan. Dit wordt verkregen door het stabiliseren van de heupen in een verticale positie boven elkaar. Deze stafunctie kan men progressief in tijd of qua beenbelasting opvoeren en wordt in de revalidatie vaak als tussenoplossing gebruikt in afwachting van een loopfunctie. Een recente ontwikkeling vormt het sta-apparaat, waarmee men kan rondrijden, zoals met een rolstoel.

Het parapodium: dit is eigenlijk een sta-orthese, die bestaat uit een stangenstelsel met heup- en kniescharnieren, zodat zitten mogelijk is. Een variatie hierop is de

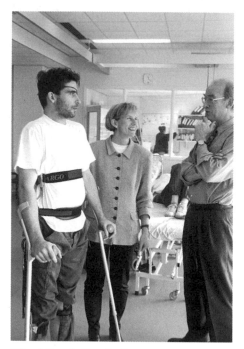

Afbeelding 9.11. Patiënt met hoge paraplegie (T4) en ARGO. Overleg tussen arts, therapeut en patiënt is noodzakelijk voor een goed resultaat.

swivelwalker, die door een verplaatsing van het lichaamszwaartepunt naar links of naar rechts het mogelijk maakt om een stap voorwaarts te maken (te schuiven). Het parapodium en de swivelwalker worden gebruikt in de kinderrevalidatie.

De klassieke lange beenbeugels met bekkenkorset: Deze orthese met een leren rompcorset en twee lange beenbeugels met heup- en kniescharnieren wordt nog maar weinig gebruikt. Vroeger werd hiermee bij bijvoorbeeld dwarslaesiepatiënten de zwaaigang met krukken of rollator uitgevoerd.

De parawalker of Orlau-orthese: deze is geconstrueerd in Ostwestry (Engeland) en bestaat uit een rompgedeelte met twee lange beenbeugels. Wanneer de heupscharnieren gefixeerd zijn, hebben wij nog een beperkte vrije slag in flexie- en extensierichting. De schoenen staan op metalen voetplaten en door een zijwaartse gewichtsverplaatsing is alternerend lopen

mogelijk met elleboogkrukken of met een looprekje.

Vooral door de stijfheid van deze orthese op heupniveau zal door het lateraal verplaatsen van het zwaartepunt een voet ontlast kunnen worden, waardoor een voorwaartse, beperkte flexie in de heup mogelijk wordt. Een indicatie voor deze orthese ligt voornamelijk bij goed gemotiveerde paraplegische patiënten vanaf hoog thoracaal tot L1.

Reciprocators: (RGO = *reciprocal gait orthosis*): de naam reciprocator wijst op de onderlinge verbindingen tussen de heupscharnieren. Dit gebeurt door middel van een kabel, waardoor heupflexie in de ene heup extensie geeft aan de andere zijde. De paslengte is op deze manier instelbaar. De beenbeugel aan deze orthese wordt meestal van kunststof gemaakt, versterkt met metalen stangen en kan in principe onder de kleding worden gedragen. Het opstaan en zitten gaan met deze reciprocator, ook wel LSU-orthese genoemd, is niet eenvoudig daar de knieën gestrekt worden voordat men opstaat.

De ARGO: is een verbetering van deze RGO (of reciprocator) en staat voor advanced reciprocating gait orthosis. Deze verbetering bestaat enerzijds door gasdrukcylinders ter hoogte van de kniescharnieren, die het opstaan en zitten gaan vergemakkelijken en anderzijds een betere en lichtere toepassing van de lange beenbeugels. Dit komt doordat de metalen stangen slechts lateraal worden toegepast en de bovenbeenschalen worden weggelaten.

De HKEVO wordt de laatste jaren vaak toegepast in de neurologie in combinatie met FES (functionele elektrostimulatie). Toepassing van deze orthesen, in combinatie met FES worden vaak benoemd als hybride-orthesen. Door elektrostimulatie kan men vaak met losse knie- of heupscharnieren werken. Het gevolg hiervan is een minder zware belasting op de armen en een lager energieverbruik bij het lopen. Deze functionele elektrostimulatie verkeert op dit moment nog hoofdzakelijk in een experimenteel stadium, maar binnen de neurologie geeft zij hoopvolle verwachtingen voor de toekomst.

9.6 De HO of heuporthese

Bij een geïsoleerd heupprobleem, minder voorkomend in de neurologie dan in de orthopedie, kan een heuporthese geïndiceerd zijn.

Deze heuporthese heeft meestal een stabiliserende en ondersteunende functie. Indicaties zijn bijvoorbeeld artrose, een heupdysplasie of luxatie. Deze heuporthese bestaat in de regel uit twee delen:

— een rompgedeelte ter hoogte van de lenden en

— een bovenbeengedeelte.

Beide delen zijn verbonden met een heupscharnier. Verschillende scharniertoepassingen zijn hier mogelijk. Het kan een gefixeerd scharnier zijn, een beperkte vrije slag, een beperking in abductie, al naar gelang de indicaties.

De meest voorkomende toepassingen en indicatiegebieden zijn enerzijds bij kinderen de heupabductie-orthese, een therapeutische orthese die veel wordt toegepast bij infantiele encefalopathie, de behandeling van heupdysplasie of een zich ontwikkelende heupluxatie. Anderzijds kan deze orthese ook postoperatief zinvol zijn. Bij tetraplegische en diplegische kinderen is gebleken dat door het dragen van deze heuporthese minder vaak heupontwikkelingsstoornissen optreden.

Bij volwassenen is deze HO vooral geïndiceerd bij extreem artrotische veranderingen in het heupgewricht, na operatieve ingrepen vooral na een endoprothese met dreigende luxatie. De grootte, de plaats en materiaalkeuze van deze heuporthese, en vooral van het bovenbeengedeelte zal hoofdzakelijk afhankelijk zijn van de graad van de immobilisatie, die men wil bereiken.

Om een goede invloed uit te oefenen op de heupabductie/adductie of endorotatie zal het bovenbeengedeelte tot op de mediale kniecondylen moeten doorlopen.

Piro (1994) geeft een duidelijk overzicht van de verschillende toepassingen van deze heuporthese.

Literatuur

Bähler, A. Die Orthesen-Versorgungs des Knies. Orthopädie Technik 1992; 3: 184 - 187.

Balk, J.A. De HKEVO, indicaties, vormgeving en varianten. Orthesiologie en schoentechniek. Leiden, 1992: 80 - 86.

Boldingh, E.J.K. Waarom een kunststof enkelvoetorthese? Boerhaave-cursus Revalidatie-geneeskunde. Leiden, 1981.

Eichler, J., Wilhelm, B. Orthesen der unteren Extremität. Teil 1.: Sprunggelenkorthesen. Orthopädie Technik 1990; 11: 718 - 723.

Heindl, W. Kniegelenkbandagen. Orthopädie Technik 1989; 5: 260 - 267.

Krebs, M. Konstructionsbeispiele individueller Knieorthese. Orthopädie Technik 1994; 2: 114 - 121.

Lehmann, J.F. The biomechanics of ankle foot orthoses: Prescription and design. Archives of Physical and Medical Rehabilitation 1979; 60: 200 - 207.

Lehmann, J.F., Warren, C.G. Retraining forces in various designs of kne ankle orthosis. Archives of Physical and Medical Rehabilitation 1976; 57: 430 - 437.

Martijn, C. De techniek van HKEVO, KEVO en KO. Orthesiologie en schoentechniek. Leiden, 1992.

Piorowsky, J. Die funktionelle Knieorthese in Nachbehandlung von Kreuzbandverletzungen. Orthopädie Techniek 1994; 2: 109 - 111.

Piro, M. Orthese-bandagen und Konstruktionen zur Bewegungsführung des Hüftgelenkes beim Erwachsenen. Orthopädie Techniek 1994; 2: 136 - 145.

10 Schoenaanpassingen

10.1 Inleiding

Hoewel momenteel nog de helft van de wereldbevolking blootsvoets loopt, kent de westerse beschaving sinds 4000 jaar schoeisel.

De eerste schoenen hadden als hoofdfunctie de voet te beschermen tegen koude en kwetsuren. De materialen en de stijl van de schoenen varieerden door de eeuwen heen. Leer bleek het meest geschikte materiaal te zijn. Het is een natuurlijk materiaal, dat zich goed aanpast, dat goed te verwerken is en vooral de voet een natuurlijke ventilatie bezorgt.

10.1.1 De betere confectieschoen

De betere, gesloten confectieschoen bestaat uit de volgende onderdelen:

Inschot (is de ruimte of opening, die nodig is om de voet in de schoen te krijgen).
De inlegzool is bij voorkeur uitneembaar, de buitenzool is meestal gemaakt van leer, rubber of kunststof.

De stabiliteit van de schoen is meestal afhankelijk van de hakhoogte, de zoolbreedte, de contrefort, de stevigheid van de schacht en van de gelengveer.
De stevigheid van de gelengveer, die de voetboog ondersteunt, voorkomt het doorzakken van het geleng (het zwevend gedeelte tussen hak en zool).
De hielpartij en de contrefort bepalen de houvast van de schoen aan de voet. Samen

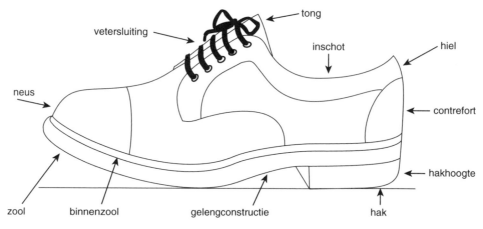

Afbeelding 10.1. De onderdelen van een schoen.

met de sluiting, bij voorkeur een vetersluiting, voorkomen ze het slippen of het uitschieten van de schoen tijdens het lopen. De neus van de schoen beschermt de tenen en laat voldoende ruimte voor normale teenbewegingen. Bij het passen van de juiste schoenmaat zal dan ook steeds een ½ cm ruimte zijn tussen de neus en de tenen.

Bij het kopen van schoenen let men nog op een aantal andere punten. Wanneer men voor een kind de eerste loopschoenen koopt, is het zinvol om schoentjes te kiezen met een stevige contrefort. Deze zorgen namelijk voor voldoende stabiliteit. Bij kleine voetafwijkingen is het zonder meer zinvol om tijdens de eerste levensjaren hoge, stevige schoenen te dragen. Gedurende de groei kan men, afhankelijk van de voetbreedte en een eventuele spreidvoet, bij de betere merken kiezen tussen schoenen van verschillende breedten. De stabiliteit wordt bepaald door de zoolbreedte, de hakbreedte en de hakhoogte. Daarnaast is de curve van het geleng bepalend in hoeverre de voet tijdens belasting in de schoen naar voren wordt geduwd. Deze gelengcurve is vooral belangrijk bij schoenen met hoge hakken. Hier kan een slechte gelengcurve er de oorzaak van zijn dat de tenen steeds tegen de schoenneus worden aangedrukt en irritatie veroorzaken.

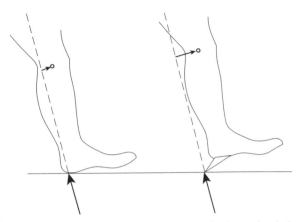

Afbeelding 10.2. Een achterwaarts uitgebouwde hak geeft een vergroot flexiemoment in de knie.

10.1.2 Aanpassingen aan confectie-schoenen

De betere schoen laat tijdens het lopen de normale beweeglijkheid en belasting van de voet toe. Zo zal een te stijve zool een normale voetafwikkeling verhinderen. De hoogte en de vorm van de hak bepalen de snelheid van de voet en voorvoetbelasting. Een hak of hiel, die aan de achterkant is afgerond, geeft een vertragend moment voor de voorvoetbelasting. Omgekeerd: een hak die achterwaarts uitgebouwd is, geeft een versnelling van de plantairflexie na het eerste hielcontact. Bij dit laatste voorbeeld is dan ook een grotere excentrische kracht vereist van de voetheffers. Tevens zal in de knie een groter flexiemoment optreden. De hakhoogte is het verschil in hoogte tussen de loopzool onder de voorvoet en de hak zelf. Deze hakhoogte bepaalt de benodigde dorsaalflexiestand bij de afwikkeling. Zo kan men bijvoorbeeld mensen met extreem korte kuitmusculatuur beter laten afwikkelen door een hakverhoging.

De normale afwikkeling verloopt in de loopcyclus vanaf de fase van heel-off tot too-off. Bij een voldoende dorsaalflexie in het bovenste spronggewricht vindt deze afwikkeling normaal gesproken plaats over de metatarsofalangeale gewrichtjes. Deze laatste moeten natuurlijk voldoende extensie toelaten in dorsaalflexierichting. Een normale, goed gebouwde schoen moet qua soepelheid van zool deze afwikkeling over de voorvoet toelaten.

10.1.3 Onderzoek van het schoeisel

Onderzoek van de voeten en het schoeisel is een vast onderdeel bij loopanalyse of

onderzoek van het looppatroon. Via anamnese en inspectie kan men klachten en afwijkingen vastleggen. Confectieschoenen
en orthopedische schoenen zal men bij
een patiënt steeds zowel aan de zoolzijde
als aan de bovenzijde inspecteren. Hierbij
wordt vooral gelet op asymmetrische slij-
tagepatronen, want deze geven een duidelijk beeld van de abnormale belasting. Zo
zal bijvoorbeeld de zool meer slijten aan
de voorkant bij een sleepvoet, meer slijtage vertonen aan de laterale zijde bij een
varusstand en meer slijtage aan de mediale
zijde bij een valgusstand. Ook een te korte
kuitspier of spitsvoeten geven een verhoogde slijtage onder de voorvoet.

Het bovenwerk, de schacht en de teen-
neus inspecteert men op de normale
vorm. Prononcerende voetdelen geven
vaak abnormale afdrukken aan de schacht
of aan de binnenzool. Een vast onderdeel
van de loopanalyse moet de voetbelasting
zijn in stand, eventuele beenlengteverschillen, die men het beste meet met een
bekkenpasser. De voetbelasting kan men
bekijken via een podoscoop of via voetaf-
drukken met inkt.

Ook heup- en knieproblemen kunnen een
abnormale voetbelasting veroorzaken.

10.2   Semi-orthopedisch schoeisel (sos) en kleine aanpassingen

Afhankelijk van de afwijking en de aanpassing, die we bij een schoen willen doorvoeren, zal men kiezen voor een betere
schoen. Meestal kiest men hiervoor de semi-orthopedische schoen. Dit is een confectieschoen, die zodanig vervaardigd is
dat er rekening kan worden gehouden met
aanpassingen voor de meest voorkomende
kleine voetafwijkingen.

In het algemeen maakt men onderscheid
tussen semi-orthopedische schoenen voor
kinderen en de lage en hoge semi-orthopedische schoenen voor volwassenen. Wat

betreft de bouw is deze semi-orthopedische schoen meestal voorzien van een tussenzool, waaraan het bovenwerk vastzit.
Deze tussenzool is aan de loopzool vastge-
naaid, zodat deze steeds aan te passen is
voor allerlei veranderingen. De zool en
hak zijn meestal vol, goed verwerkbaar,
voldoende breed en stevig en er zit een
losse binnenzool in. De semi-orthopedische jeugdschoen is in de regel altijd een
hoge schoen en daardoor geschikt om allerlei correcties uit te voeren. Een aantal
frequent voorkomende afwijkingen heeft
geleid tot confectiematig vervaardigde
correctieschoenen. Zo kent men bijvoorbeeld de anti-adductieschoen of de anti-
varusschoen om de voetstand te corrigeren.

Via deze semi-orthopedische schoenen
voor volwassenen kunnen de meest voorkomende, kleinere aanpassingen worden
opgevangen.

10.2.1 De meest voorkomende en belangrijkste aanpassingen aan SOS-schoeisel

Een beenlengteverschil kan men meestal
opvangen door een generale verhoging
onder het kortere been. Een verlenging
van minder dan een centimeter kan men
veelal in de schoen uitvoeren. Grotere
verschillen zal men verdelen tussen de
binnenzool en de onderkant van de loopzool. In de regel zal men een beenlengteverschil steeds compenseren door zowel
de hak als de voorvoet te verhogen. Verho-
gingen die meer dan 3 cm bedragen, vereisen meestal een hoge schoen, omdat anders de enkelstabiliteit risico's oplevert.
Wanneer men een verhoging van 2 tot 3
cm uitvoert, zal dit de flexibiliteit van de
zool bij de afwikkeling negatief beïnvloeden. Daarom zal men bij een beenlengte-
compensatie van meer dan 2 cm deze verhoging onder de voorvoet en de punt van
de schoen extra afronden (externe afwikkeling).

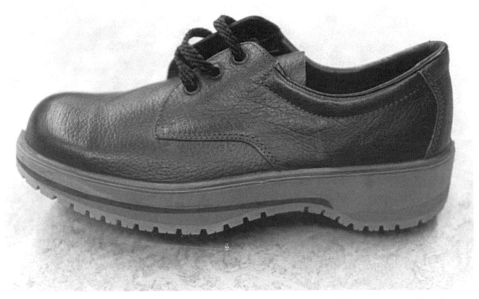

Afbeelding 10.3. sos-schoen met generale verhoging van twee centimeter wegens beenlengte-verschil.

In principe gebruikt men een lage semi-orthopedische schoen, wanneer men vanuit de steunzool voldoende voetcorrectie kan doorvoeren. De binnenzool is steeds uitneem- en aanpasbaar voor kleine problemen met betrekking tot het voetgewelf. Zo kan men bijvoorbeeld een spreidvoet gemakkelijk ondersteunen door een aangepaste steunzool, waarbij het gewelf van de voorvoet onderbouwd wordt.

Wanneer de enkel een laterale instabiliteit vertoont, kan de schoen, in het bijzonder de zool, hak en voorvoet lateraal worden uitgebouwd.

Bij pes varus of pes valgus kan men ook de totale zool mediaal of lateraal verhogen. Bij een pijnlijk hielspoor kan men onder de hiel een zacht rubberen of siliconen hielkussentje inbouwen. Dit zorgt dan voor een betere demping en minder prikkeling van het fascia plantaris. Ook bij sporters en lopers is dit vaak een handige manier om klachten te voorkomen.

Bij slofvoeten, wanneer het longitudinale voetgewelf is doorgezakt, kan men deze ondersteunen met een steunzool en in extreme gevallen kan men ook de totale zool aan de mediale zijde verhogen.

Bij gevoelige voeten, zonder extreme afwijkingen, zal men vooral proberen om via de binnensteunzool een goede verdeling te krijgen van het gewicht in de standfase. Extra pijnlijke plaatsen kan men dan polsteren met zacht materiaal of extra ruimte geven. Wanneer een beperkte beweeglijkheid bestaat in de metatarsofalangeale gewrichten (voor de voetafwikkeling) kan men een vervroegde afwikkeling onder de voorvoet inbouwen. Dit speelt vooral bij patiënten met arthrosis of reumatische voetklachten, waarbij overdreven flexie in deze gewrichten vaak erg pijnlijk is.

Door deze vervroegde afwikkeling, in combinatie met een harde zool, beperkt men de beweging in de teengewrichtjes.

Zoals reeds voorheen vermeld, kan men ook door het aanpassen van de hiel, zoals bijvoorbeeld een achterwaartse uitbouw of een afronding, de gewichtsname van het eerste hielcontact tot mid-stance versnellen of vertragen. Ook laterale uitbouw wordt toegepast om bijvoorbeeld mediolateraal meer stabiliteit te verkrijgen.

De lage sos-schoen is in de regel goed

bruikbaar bij hemiplegiepatiënten, waarbij men dan meestal een half maatje groter
neemt om de EVO in de schoen te kunnen
dragen. Alleen bij extreme spasticiteit in
de kuitspier is een kunststof-EVO ontoereikend en kiest men voor een zwaardere
beugel of een hoge artrodese schoen. Een
hielverhoging onder de schoen kan ook
aan deze spitsvoetneiging tegemoetko-
men, de sleepvoet verminderen en het lopen gemakkelijker maken.

10.3   De orthopedische maatschoen

Wanneer de semi-orthopedische schoen
niet volstaat om de voet te ondersteunen
of te corrigeren, is een orthopedische
schoen, de zogenaamde orthopedische
maatschoen gewenst.
De belangrijkste doelstellingen van de orthopedische schoen zijn:

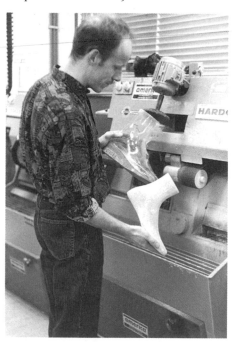

Afbeelding 10.4. Voor het maken van een
maatschoen gebruikt de schoenmaker een
gipsafdruk of een leest. Hiermee wordt eerst
een passchoen (links) gemaakt. (Orthopedische schoenmakerij Hanssen, Hoensbroek.)

– het verminderen van de druk onder de
  afzonderlijke voetzoolgedeelten;
– het bevorderen van de afwikkelingen;
– compensatie van beenlengteverschillen;
– stabilisering aan de zool;
– standsverbetering van voet of enkel;
– schokdemping;
– beugelaanpassingen;
– stabiliseren van enkel;
– enkelbeweging uitsluiten bijvoorbeeld
  bij RA of spitsvoet.

Later komen we hier per ziektebeeld ge-
detailleerd op terug.

De orthopedische schoen wordt meestal
vervaardigd, steunend op een individuele
voetafdruk. Hier combineert men vaak
een blauwdruk, die een duidelijk beeld
geeft van de voetbelasting, met een
schuimafdruk, waardoor men een afdruk
van de voetzool verkrijgt in belaste stand
en een gipsafdruk. De hele voet wordt ge-
gipst, waarna men een positief van deze
afdruk maakt. In de moderne afdruktech-
nieken wordt ook gebruik gemaakt van de
vacuümtechniek.
Bij de orthopedische maatschoenen maakt
men meestal een indeling, naargelang de
indicatie.
We onderscheiden hier vier grote groepen:
– de lage orthopedische schoen;
– de hoge orthopedische schoen;
– de verbandschoen (confectie);
– de revalidatieschoen of de VLOS (voorlopige orthopedische schoen).

Bij al deze schoenen wordt vaak gebruik
gemaakt van de zogenaamde passchoen.
Dit is een schoen van doorzichtige, plastic
materialen die men gebruikt om de eerste
functie en doelstellingen te controleren.
Voor orthopedische maatschoenen gebruikt men altijd een leest. Een leest is de
vorm waarover een schoen wordt gemaakt. Bij lage schoenen zal deze leest
meestal in hout zijn uitgevoerd, bij hoge
schoenen van kunststof. Bij geringe voet-

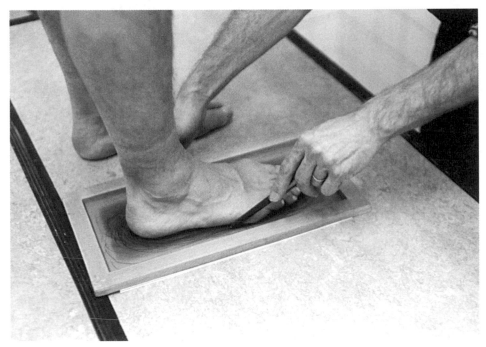

Afbeelding 10.5. Blauwdruk van een voet.

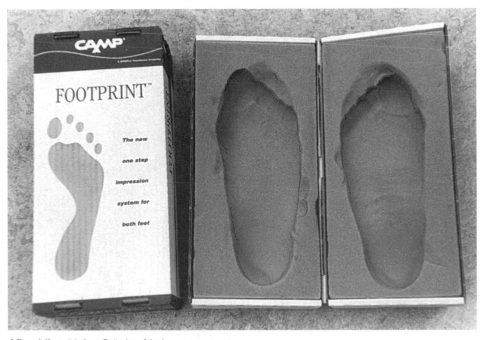

Afbeelding 10.6. Schuimafdruk van een voet.

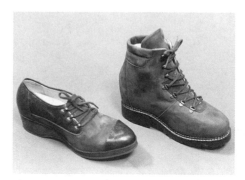

Afbeelding 10.7. De lage orthopedische maatschoen met vervroegde afwikkeling. Rechts de hoge orthopedische schoen.

afwijkingen kiest men bij voorkeur voor lage schoenen. Men kiest voor hoge schoenen wanneer de standafwijkingen en functiestoornissen een enkelomsluiting noodzakelijk maken. Orthopedische schoenen hebben in de regel steeds een supplement in de schoen. Nadat de eerste passchoen is gecontroleerd op functie en doelstellingen wordt een proefschoen ontwikkeld. Dit is een schoen, die vervaardigd is om een patiënt een bepaalde periode te laten proeflopen. Tijdens deze proefperiode kan men nog altijd wijzigingen uitvoeren.

10.3.1 De verbandschoen (confectie)

Wanneer het om een of andere reden niet mogelijk is, om een definitieve schoenvoorziening te maken, kan men kiezen voor een verbandschoen.

Het doel hiervan is meestal de patiënt snel te mobiliseren met behulp van schoenen van zacht materiaal, die pijnlijke plaatsen of wonden ontlasten.

Bekende indicaties zijn bijvoorbeeld wonden aan de voet (diabetische ulcera) of een extreem pijnlijke plaats of bijvoorbeeld een voetamputatie, die nog niet postoperatief belastbaar is.

Bij het gebruik van deze verbandschoen treedt in de regel geen belasting op van deze pijnlijke plaats, er treedt dus géén

correctie op, maar een acceptatie van het probleem.

Daarom wordt dan ook vaak thermoplastisch vilt gebruikt om deze drukontlasting te bereiken.

Een gelijksoortige schoen wat de doelstelling betreft, is de revalidatieschoen.

10.3.2 De revalidatieschoen (individueel gemaakt)

De revalidatieschoen kan een gelijksoortige functie hebben als de verbandschoen, maar is meestal van beter materiaal gemaakt en voor langere tijd bruikbaar. De doelstelling is tweevoudig: enerzijds is het een tijdelijke schoenvoorziening omdat de voetvorm nog kan veranderen en anderzijds blijft het mogelijk om nog een aantal andere aanpassingen uit te proberen en te ontlasten.

Het voordeel is dat door de materiaalkeuze deze schoen snel vervaardigd kan worden.

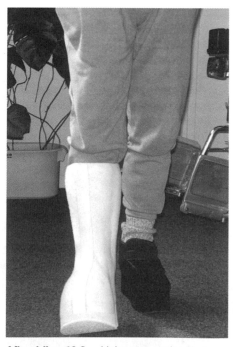

Afbeelding 10.8. Links een verbandschoen en aan de rechter voet een revalidatieschoen.

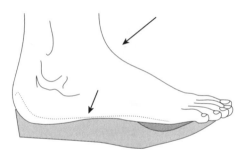

Afbeelding 10.9. Bepaalde delen van de voet kan men ontlasten door aanpassingen en materiaalkeuze van binnen- en buitenzool. Ontlasting van de metatarsale kopjes.

Deze revalidatieschoen wordt altijd door middel van een gipsnegatief aangemeten en meestal als hoge schoen geleverd. Hij is dan ook bedoeld voor de voet met de grotere problematiek, welke plaatselijke of totale ontlasting nodig heeft, of waarbij nog andere afwijkingen aanwezig zijn (Hanssen, 1990).

Bij het uitproberen en de follow-up van de schoenvoorziening speelt zonder meer de motivatie van de patiënt een belangrijke rol. Hierbij zal het esthetisch aspect zonder meer meespelen en daarom mag deze schoenvoorziening dan ook niet te complex, maar liever zo eenvoudig mogelijk zijn.

Bij de follow-up is een goede samenwerking tussen de therapeut, die de looptraining geeft en de schoenmaker erg zinvol.

Zo zal bijvoorbeeld de schoensluiting mede afhankelijk zijn van de handfunctie van de patiënt.

10.4 Schoenaanpassingen naargelang de problematiek en de aandoeningen

10.4.1 Schoenaanpassingen en reumatische aandoeningen

Bij reuma zijn vaak in 90% van de gevallen de voeten mee aangedaan en bij deze systeemziekte is het vaak zo dat de metatarsolefalangeale gewrichten de meeste klachten vertonen.

Vaak begint dit met een synoviitis, die later leidt tot een spreidvoet met hallux valgus en hamertenen.

Wanneer het onderste spronggewricht is aangedaan, leidt dit vaak tot een valgusstand met een afvlakking of doorzakken van het lengtegewelf van de voet. In ernstige gevallen is vaak sprake van misvormde tenen of subluxaties. De tenen zijn vaak naar lateraal geluxeerd met een varusstelling van de metatarsalia. De voeten zijn vaak erg pijnlijk en door de gestoorde trofiek van de weke delen zijn de voeten ook erg gevoelig voor kou. Daarom zal men bij de schoenvoorziening steeds met zachte materialen werken en de pijnlijke gewrichten zoveel mogelijk ontlasten.

Aanvankelijk kan men mogelijk nog met semi-orthopedisch schoeisel uitkomen, maar in een gevorderd stadium van de ziekte moet men uitgaan van orthopedisch schoeisel met een uitneembaar voetbed. Deze binnenzool moet zorgdragen voor een goede ondersteuning en optimale drukverdeling, waarbij prominerende bot- en gewrichtsdelen ontlast worden.

Alhoewel men in de beginfase steeds moet trachten standafwijkingen te corrigeren, zal bij de sterker gedeformeerde voet vaak wegens de pijnklachten niets anders mogelijk zijn, dan het accepteren van deze standafwijking.

Een orthopedische reumaschoen zal dan ook steeds licht zijn in gewicht en bestaan uit zachte, soepele materialen. In het algemeen kan men stellen, dat wanneer de gewrichten instabiliteit vertonen, deze ondersteund dienen te worden. Wanneer bewegingen in de voetgewrichten pijnlijk zijn, zal men deze bewegingen beperken. Zo kan men bijvoorbeeld in het bovenste spronggewricht bewegingen afremmen door een verhoogde schacht, dus door het geven van een hoge orthopedische schoen. Wanneer echter de enkelmobiliteit beperkt is, zal men de afwikkeling kunstma-

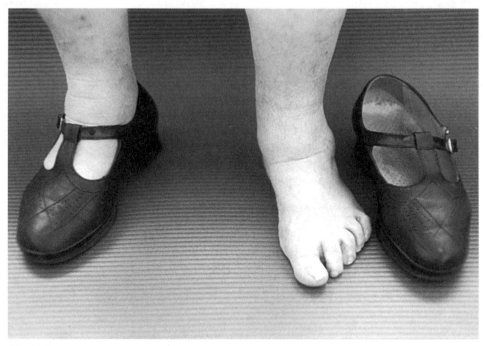

Afbeelding 10.10. Een lage orthopedische maatschoen voor de reumatische voet. Een steunzool met ontlasting van pijnlijke gewrichtjes.

tig onder de zool moeten versterken. Bij de looptraining zal men steeds de invloed van de fixatie in dit enkelgewricht op de heup- en kniebewegingen controleren.

Bij problemen ter hoogte van het onderste spronggewricht kan men de bewegingen van het hielbeen verminderen door een verstijving van het voetbed of van de zool ten aanzien van het geleng.

Een bufferhak (een hak van zachter materiaal) kan voor extra schokdemping zorgen, gedurende de eerste gewichtsname in het begin van de standfase (shock-absorbation). Ook door een kunstmatige afwikkeling kan men ter hoogte van het spronggewricht of ter hoogte van de metatarsalia een ontlasting en een beperking in de gewrichtsbewegingen verkrijgen. Zo zal door deze afwikkelrol meer hielwaarts te plaatsen er minder beweging worden gevraagd in het spronggewricht. Omgekeerd, wanneer men deze afwikkelrol meer naar voren plaatst ter hoogte van de metatarsalia, zal hier minder beweging ge-

vraagd worden, maar zal er een verhoogde beweeglijkheid ter hoogte van de achtervoet en meer druk op de voorvoet ontstaan.

Ook met de hielheffing, dit is de hakhoogte, in vergelijking met de zooldikte, kan men de beweeglijkheid in de voetgewrichten beperken.

Bijgaande tekeningen en foto's maken dit duidelijk.

Een afwikkelrol onder de middenvoet ontlast dus het spronggewricht, een afwikkelrol onder de metatarsalia of net iets meer hielwaarts ontlast de voorvoet en de tenen.

Bij klachten van pijnlijke voorvoeten met deformiteiten van de tenen is het zonder meer zinvol te kiezen voor een schoen, die soepel is qua materiaal, die weinig plooivorming geeft en waarbij geen hinderlijke stiknaden voorkomen. In extreme gevallen kan een zoolverstijving noodzakelijk zijn om alle beweging uit te sluiten. Dit in

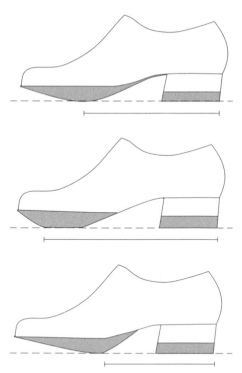

Afbeelding 10.11. De voetafwikkeling kan men aanpassen. Boven een normale, in het midden een verlate en onder een versnelde afwikkeling.

combinatie met een totale kunstmatige afwikkeling. Een ruim inschot (= ruimte om schoen aan te trekken) vereist weinig beweeglijkheid van de teengewrichten. Het voetbed moet ruimte laten aan de prominerende metatarsale gewrichtjes en het transversale voetgewelf kan men het beste ondersteunen direct achter de middenvoetskopjes. De hardheid van dit polstermateriaal dient individueel aangepast te worden.

Bij extreme reumatische deformiteiten met instabiele gewrichten kiest men in noodgevallen voor een orthopedische pantoffel.

Afhankelijk van de handfunctie kiest men voor een vetersluiting, een elastische sluiting of klittenbandsluiting.

10.4.2 Schoenaanpassingen bij de spastische voet

De spastische voet komt meestal voor bij mensen met een centraal neurologisch ziektebeeld: hemiplegie, contusio cerebri en dwarslaesie.

In het been resulteert dit meestal in een te grote, te sterke extensietonus, waarbij in de voet de plantairflexoren meestal de dorsaalflexoren overheersen. Deze spitsvoetneiging gaat in de regel gepaard met een varuskanteling in het enkelgewricht en een klauwstand in de tenen. Naar gelang de ernst van deze spastische spitsvoet zal deze ook duidelijke afwijkingen vertonen tijdens de standfase bij het lopen. Hierbij verwijzen we naar het looppatroon, zoals beschreven bij de hemiplegiepatiënten. Een lichte spitsvoet zal tijdens de standfase nog hielcontact vertonen, bij een structurele spastische spitsvoet zal dit leiden tot een vergrote voorvoetbelasting, die de knie dwingt tot

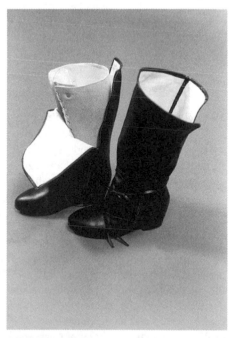

Afbeelding 10.12. Arthrodesekoker ingebouwd in een laars. Het esthetisch facet speelt ook een belangrijke rol. Patiënte met spastische hemiplegie rechts.

hyperextensie en de enkel vaak een laterale instabiliteit bezorgt.

Afhankelijk van de ernst van deze spitsvoet kiest men voor een enkel-voetorthese in de schoen of onder de schoen. Bij een ernstige spitsvoet met structurele verkorting ontkomt men vaak niet aan een bilaterale onderbeenbeugel en in het slechtste geval zelfs niet aan een arthrodesekoker in de orthopedische schoen. Bij een lichte spastische spitsvoetneiging kan vaak een AFO (EVO) op maat, in combinatie met een semi-orthopedische schoen, zoals beschreven bij de hemiplegiebehandeling, volstaan. Bij een sterke spastische spitsvoet is het vaak noodzakelijk toe te geven aan deze stand. Meestal is hier dan een hogere orthopedische schoen noodzakelijk, waarbij men door hielheffing toegeeft aan deze spitsvoetstand. Hierdoor wordt extreme hyperextensie in de knie voorkomen en zonodig kan ook de afwikkeling worden vervroegd.

Een andere techniek om de knie te stabiliseren is een dubbele afwikkeling of een afwikkeling in twee fasen (zie afb. 10.11).

10.4.3 Schoenaanpassingen bij een slappe voetverlamming

Meestal is de oorzaak een perifere zenuwverlamming van de dorsaalflexoren. Hierdoor ontstaat een zogenaamde 'drop'-voet of hanentred en een onderbeenbeugel is meestal geïndiceerd. Wat betreft schoeisel volstaat meestal een confectieschoen of een semi-orthopedische schoen, zoals eerder beschreven.

Slechts in extreme gevallen, bij eventuele afwijkingen en ernstige sensibiliteitsstoornissen is orthopedisch schoeisel zinvol.

Bij instabiliteitsproblemen kiest men zonder meer voor hoog schoeisel of een laars, waarbij eventueel de peroneusveer of onderbeenbeugel in de schoen of laars wordt ingebouwd.

Indien nodig kan men kiezen voor een verstijfde schacht in deze hoge schoenen,

doch meestal volstaan stabiele SOS-schoenen met een AFO (enkel-voetorthese), waarvan de dikte en de materiaalkeuze afhankelijk zijn van de ernst van de verlamming.

Een goede samenwerking bij deze keuze tussen de therapeut, die de looptraining geeft, de orthopedisch instrumentmaker en de schoenmaker is noodzakelijk. (We verwijzen hierbij ook naar hoofdstuk 8 waarin onderbeenbeugels worden besproken.)

10.4.4 Schoenkeuze bij een beenprothese

Daar de schoen het verlengstuk is van de prothese, is een goede schoenkeuze belangrijk. Hoe lichter de schoen, hoe minder zwaar de prothese zal aanvoelen. Hoe soepeler de schoen, hoe groter de bewegingsmogelijkheden van de prothesevoet. De schoen moet stevig bevestigd kunnen worden aan de prothesevoet, zodat een stabiele standfase mogelijk is. Natuurlijk hoort de schoen ook aan de overgebleven voet goed te passen, voldoende ondersteuning te geven en niet te drukken. Extra aandacht wordt hier geschonken aan de voet, die een verminderde vascularisatie of doorbloeding vertoont.

De beste schoen is ook hier weer een veterschoen met een voldoende voetbedondersteuning, die liefst zo licht mogelijk is, stevig maar soepel en de zool is bij voorkeur vlak, niet te veerkrachtig en niet te stroef. Ook is belangrijk dat de zool niet te glad is en de hak voldoende breed en stabiel met een hoogte van ongeveer 2½ tot 3 cm. Het is belangrijk bij wisselende schoenen eenzelfde hakhoogte te hanteren.

10.4.5 Schoenaanpassingen bij kinderen

Bij platvoeten zal men normaal gesproken kiezen voor een corrigerende steunzool, die het lengtegewelf van de voet normaliseert.

Slechts in extreme gevallen zal men kiezen voor hoge schoenen met een stijve schacht in combinatie met een corrigerende steunzool.

Bij de klompvoet bestaat meestal een spitsstand of plantairflexie in het bovenste spronggewricht met varuskanteling en een te grote adductie in de middenvoet. Dit leidt tot supinatiestand en een te grote laterale voetbelasting. De congenitale klompvoet kan worden ingegipst of gespalkt. Later zal men deze voet ondersteunen met behulp van corrigerend orthopedisch maatschoeisel, eventueel in combinatie met nachtspalken.

Vooral bij CP, bij verlammingen zoals spina bifida, is vaak sprake van een klompvoet met een grote equinovarusstand. Hoge correctieschoenen zijn hier vaak noodzakelijk. Een voetbed of inlay met een verlengend effect op het voetgewelf heeft meestal een positief effect tijdens de groei. Bij het evalueren van het lopen en de voetstand bij kinderen zal men ook steeds letten op de afwijkingen in heupen en knieën. Deze kunnen eveneens een afwijkende voetstand veroorzaken.

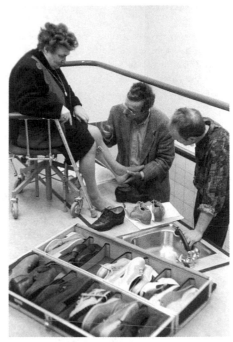

Afbeelding 10.13. Samenwerking tussen revalidatie-arts, orthopedisch schoenmaker, patiënt en therapeut bevordert de ideale keuze.

– hoe kan de cosmetiek bijdragen tot een betere acceptatie door de patiënt;
– hoe is de invloed op de stabiliteit in het algemeen.

Uit een goede samenwerking tussen orthopedisch schoenmaker en fysiotherapeut moet de evaluatie van bovenstaande punten leiden tot de meest optimale voorziening voor de patiënt.

10.5 Evaluatie orthopedisch schoeisel

Bij de beoordeling is een aantal factoren van belang:
– beantwoordt de schoen aan het vooropgestelde doel, niet minder, maar ook niet meer;
– hoe wordt het lopen, positief of negatief, beïnvloed door het schoeisel;
– wat zijn de gevolgen voor enkel-, knieen/of heupfunctie en de stabiliteit van deze gewrichten;

Literatuur

Bistevins, R. Footwear and Footwear Modifi-
cations. Cap. 45 in Krusen's handbook of
physical medicine and rehabilitation, Saunders, 1990; 45: 967 - 975.

Carlson, J.M. Biomechanik und orthetische
Versorgung der unteren Extremitäten bei
Kindern mit zerebraler Lähmung. Or-
thopädie Technik 1987; 9.

Grifka, J. Systematik der Einlagen-versorgung.
Orthopädie Technik 1989; 12: 710 - 715.

Hanssen, J.W. Orthopedische schoentechni-
sche voorzieningen bij slappe verlammingen. Boerhaave cursus, Leiden, 89-98,
1990.

Hanssen, J.W. De schoenvoorziening van de
neuropathische voet. Boerhaave cursus,
Leiden, 55-66, 1990.

Hanssen, J.W. Voetamputaties en schoenaanpassingen. Basiscursus Amputaties en prothesiologie, Groningen, 1994.

Hess, H. Die orthopädische Versorgung des
rheumatische Fußes. Orthopädie Technik
1992; 2: 101 - 107.

Kilian, A. Uberlegungen zur Schuh-Schienen-
versorgung beim Hemiplegiker. Krankengymnastik 1990; 42/5: 531 - 536.

Kraus, E. Fachkunde Orthopädieschuhtech-
nik. C. Maurer Druck und Verlag, Geislin-
gen, 1980.

Maurer, H.B., Wetz, H.H. Der rheumatische
Fuß und seine Orthopädietechnische Versorgung. Med Orth Tech 1986; 114: 62-66.

Postema, K., e.a. Orthopedisch maatschoeisel
in de medische praktijk. Bohn Stafleu Van
Loghum, Houten, 1991.

Thom, H., Berkeman, M. Alltägliche Fußlei-
den, Krankengymnastiek 1991; 43/10:
1062-1075.

11 Loophulpmiddelen

11.1 Biomechanische benadering

Een loophulpmiddel is een technische voorziening welke door de bovenste extremiteiten wordt bediend teneinde ondersteuning te bieden aan de onderste extremiteit(en) bij het staan of lopen.

Loophulpmiddelen hebben, biomechanisch gezien, een tweevoudig doel:
1 Een gedeelte van de belasting op de onderste extremiteit(en) overplaatsen naar de bovenste extremiteit(en). Hiermee kan een aantal doelen worden nagestreefd zoals reduceren van belasting op een of beide benen en pijnvermindering.
2 Steunbasis vergroten. Hieronder vallen vooral de functies met betrekking tot balanscorrecties.

11.1.1 Belasting overplaatsen

Dit is de meest voor de hand liggende reden om loophulpmiddelen te gebruiken. De gebruiker kan of mag een of beide extremiteiten niet of niet volledig belasten. Reden hiervoor kan zijn dat volledige belasting pijn veroorzaakt, medisch niet verantwoord is of onvoldoende spierkracht biedt om de gewrichten te kunnen controleren tijdens het staan of lopen. Het loophulpmiddel verlengt als het ware de bovenste extremiteit tot aan de grond. De gebruiker kan op deze manier een ge-deelte van de belasting overdragen van de benen naar de armen.

11.1.2 Steunbasis vergroten

Hierbij is niet zozeer sprake van niet kunnen belasten op de extremiteit, maar wel van het evenwicht moeilijk kunnen bewaren zonder loophulpmiddel.
Iemand die staat of loopt houdt zichzelf in evenwicht en valt niet doordat de projectie van zijn lichaamszwaartepunt in het

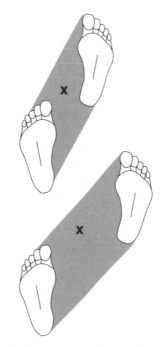

Afbeelding 11.1. Vergroting van het steunoppervlak door loopspoor te verbreden.

steunvlak valt. Hoe groter het steunvlak, hoe makkelijker het zwaartepunt boven het steunvlak gehouden kan worden. Dit gebeurt bijvoorbeeld als iemand zich schrap zet om een bepaald gewicht op te vangen. Hij zal wijdbeens gaan staan of de schredestand aannemen. Zoals in bijgaande tekening duidelijk moge zijn wordt op deze manier het steunvlak vergroot in de richting waarin de kracht uitgeoefend wordt. Heel duidelijk wordt dit bij het bestuderen van de verdedigende houding bij gevechtssporten.

Wanneer bij een bepaalde beweging van het lichaam de projectie van het zwaartepunt buiten het steunvlak dreigt te vallen heeft dit natuurlijk niet direct tot gevolg dat iemand omvalt. Spieren oefenen tegenkrachten uit. Indien echter de spieren onvoldoende kracht hebben of verlamd zijn of onvoldoende onder controle worden gehouden, is de situatie duidelijk anders. Denk hierbij bijvoorbeeld aan ziektebeelden zoals spierdystrofie, paraplegie, hemiplegie of amputatie. Een ander voorbeeld ter illustratie is het wijdbeens lopen van een kleuter of van iemand met een glaasje te veel op.

De persoon in kwestie moet er dan voor zorgen dat de projectie van het zwaartepunt van zijn lichaam niet buiten het steunvlak komt te liggen. Enige kracht van buitenaf uitgeoefend zal hem snel uit zijn evenwicht brengen. Tijdens het lopen zal hij eerst goed zijn evenwicht moeten zoeken alvorens een volgende stap te maken. Ergens op of tegenaan steunen zal hem hierbij helpen.

11.2 Soorten

Zonder ons te bezondigen aan een kunstmatige indeling van loophulpmiddelen zullen we de verschillende loophulpmiddelen behandelen in oplopende volgorde van ontlastende mogelijkheden. De aandachtige lezer zal constateren dat naarmate een loophulpmiddel meer fysisch ont-

last, de gebruiker hiervan meer emotioneel wordt belast.

11.2.1 Stok

De stok wordt ook wel Canadese stok, handstok of loopstok genoemd.

Dit loophulpmiddel bestaat in een aantal verschillende uitvoeringen en materialen. Stokken zijn meestal gemaakt van hout, aluminium of kunststof en bestaan uit drie onderdelen, namelijk het handvat, een al of niet verstelbare poot en de dop.

De vorm van het handvat is bepalend voor het gebruiksgemak en de belastingsmogelijkheid van de stok. Zo zal een gewone houten wandelstok (3) met rondgebogen handvat een groter voor- achterwaarts kantelmoment veroorzaken dan een stok met zwanehals met het steunpunt boven de stok (2).

Een stok die met geflecteerde elleboog wordt belast, dwingt de elleboog in flexie. De opwaartse kracht zal de schouder opdrukken en in retroflexie drukken. Stabiliserende momenten worden geleverd door de triceps, latissimus dorsi en pectoralis. Hoe minder flexie in de elleboog, hoe kleiner het moment zal zijn. Het moment zal nagenoeg nul zijn bij volledige extensie.

Hoe groter het steunoppervlak van de handgreep is, hoe lager de druk per cm^2. Zo bestaat er een aantal uitvoeringen met

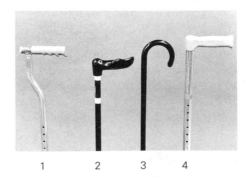

Afbeelding 11.2. Zwanehals (1); anatomische handgreep (2); 'normale' uitvoering (3, 4).

anatomische handgreep (2), welke specifiek gemaakt zijn voor de linker- of de
rechterhand. Ten onrechte worden deze
stokken vaak 'reumastokken' genoemd,
omdat ze natuurlijk uitermate geschikt
zijn voor reumapatiënten daar de druk
over een groot oppervlak van de hand-
palm wordt verdeeld. Elke gebruiker echter die zijn stok veel belasting geeft, heeft
baat bij dergelijke 'verbeterde' drukverdeling.

De dop is meestal gemaakt van rubber,
soms van kunststof. De functie van de dop
is vooral anti-slip. Verder heeft hij natuurlijk ook een geluiddempende functie.

De beste anti-slipdop is gemaakt van zo
soepel mogelijk materiaal, met een groot
vloercontactoppervlak en de onderzijde
staat licht bolrond naar binnen.

Zo zijn er doppen met een soort kogelge-
wricht om op die manier bij een schuine
stand van de stok toch goed bodemcontact
te waarborgen.

Een stok kan ± 20% van het lichaamsgewicht overnemen.

11.2.2 Elleboogkruk

De elleboogkruk wordt ook wel elleboog-
steun of Zweedse kruk genoemd. Dit
loophulpmiddel bestaat uit een handvat
met een eindstop, onderarmsteun met
manchet, poot en dop. De overgang tussen
poot en onderarmsteun bevindt zich ter
hoogte van het handvat en verloopt bij
voorkeur in een hoek van ± 15 graden.
Door deze hoek wordt het mogelijk om
een gedeelte van de ondersteunende
kracht uit de onderarmsteun te halen. Op
deze manier wordt het polsgewricht minder belast en is de ondersteunende kracht
van dit loophulpmiddel groter dan van een
stok. Verder wordt er een neerwaartse
kracht gegenereerd die het elleboogge-
wricht stabiliseert en elleboogflexie voorkomt (zie afb. 2.6).

Bijkomende functie van de onderarmsteun is het in een stand fixeren van het
polsgewricht, zodat correctie op de stand
van het loophulpmiddel minder vanuit de
pols en meer vanuit het elleboog- en het
schoudergewricht kan gebeuren.

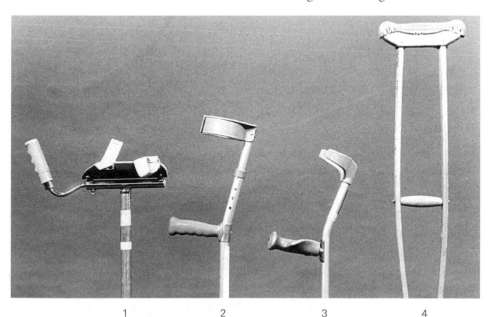

| 1 | 2 | 3 | 4 |

Afbeelding 11.3.   Schaalkruk (1); elleboogkruk met gesloten manchet (2); elleboogkruk met open
manchet en anatomische handgreep (3); okselkruk (4).

De manchet kan open of gesloten zijn. Bij gesloten manchet blijft de kruk aan de arm hangen als men het handvat loslaat. Dit kan handig zijn als men iets wil oppakken of bijvoorbeeld een deur wil openen. Het nadeel is wel dat bij een val de stok ook aan de arm blijft vastzitten. Een voorarmfractuur kan het gevolg zijn. De doppen kunnen weer uitgevoerd zijn zoals bij de stokken.

Het handvat dient een eindstop te hebben zodat afglijden van de hand over het handvat wordt vermeden. Ook hier geldt weer dat hoe groter het ondersteuningsoppervlakte is, hoe lager de druk per cm^2 wordt. Anatomische handvatten zijn ook hier geen overtollige luxe, zeker bij bilateraal gebruik, wanneer een groot gedeelte van het lichaam ondersteund dient te worden.

Bij eenzijdig gebruik reduceert dit loophulpmiddel de belasting op een been met 25 tot 40% en bij bilateraal gebruik tot 100%.

11.2.3 Schaalkruk

Andere gebruikte benamingen voor schaalkruk zijn: onderarm-, reuma- of tricepskruk. De meest correcte benaming is echter schaalkruk. Deze bestaat uit een onderarmschaal welke in een hoek van 90% op een poot is geplaatst en voorzien is van een handvat. De voorarm van de gebruiker wordt volledig ondersteund door de gepolsterde schaal en is hieraan bevestigd met klittenbandsluitingen. Deze sluitingen maken het in combinatie met het handvat mogelijk dat de gebruiker het loophulpmiddel kan optillen om het naar voren te verplaatsen.

11.2.4 Okselkruk, axillaire kruk, schouderkruk

Dit loophulpmiddel wordt in West-Europa nog maar weinig gebruikt, in tegenstelling tot Amerika en ontwikkelingslanden. Meer nog dan elleboogkrukken hebben deze loophulpmiddelen een invaliderend effect op de gebruiker. In zijn meest elementaire vorm bestaat dit loophulpmiddel uit een stok, een okselsteun, een handvat en een dop. Ondanks de benaming is het niet de bedoeling om met de okselholte op de kruk te steunen. Dit kan leiden tot afknelling van de a. axillaris of de plexus brachialis, met drukneuropathie en vasculaire klachten tot gevolg. De okselsteun dient om de kruk te klemmen tussen bovenarm en romp, om op die manier de kruk een tweede fixatiepunt te leveren. Hierdoor vindt er een goede mediolaterale stabilisatie plaats, zodat de voorwaartse afwikkeling stabiel kan plaatsvinden. Dit betekent dat de gebruiker over voldoende tricepskracht moet kunnen beschikken en dat de kruk zodanig wordt afgesteld dat er drie vingers ruimte is tussen de okselholte en de okselsteun. Verder dient erop gelet te worden bij het instructie geven dat de gebruiker leert zijn ellebogen te strekken bij belasten op de kruk en dus niet op zijn oksel gaat belasten.

11.2.5 Driepoot / vierpoot, eifel

Dit loophulpmiddel bestaat uit een handvat, poot die zich opsplitst in drie, vier of vijf steunpunten met ieder een dop. Als extra aanpassing is het soms uitgevoerd met een voorarmsteun, zoals bij een elleboogkruk. Door het aantal poten wordt een groot steunoppervlak gecreëerd. Doordat het handvat zich in het midden van het steunoppervlak bevindt, wordt in voor-achterwaartse richting veel stabiliteit geleverd. In mediolaterale richting is er vanzelf voldoende stabiliteit vanwege het unilateraal gebruik. Hierdoor ligt het lichaamszwaartepunt altijd tussen de heterolaterale voet en het steunpuntcontact op de grond.

Hieruit blijkt dat meer dan drie poten eigenlijk nauwelijks iets toevoegt aan de stabiliteit. Door het aantal poten kan het hulpmiddel gemakkelijk even worden weggezet zonder dat het omvalt.

11.2.6 Looprek

Dit loophulpmiddel bestaat uit een rek met drie of vier steunpunten met doppen en is in hoogte verstelbaar. Het looprek met vier steunpunten is breder, maar ook veel stabieler. Het kan uitgevoerd zijn vast of scharnierend, opklapbaar of niet. Vaak is de voorzijde smaller en hoger. Ook de bovenzijde is meestal smaller uitgevoerd dan de onderzijde. Op deze manier liggen de steunpunten voor de handen binnen het steunvlak op de vloer en is omkantelen door verkeerde belasting bijna niet mogelijk.
De vaste en niet opklapbare looprekken zijn het meest stabiel en het minst onderhevig aan slijtage. Het voordeel van opklappen is natuurlijk wel het makkelijker vervoer en het minder plaatsvragend opbergen. Een scharnierend looprek is ontwikkeld voor gebruikers die niet de mo-

gelijkheid hebben om het looprek op te tillen. Als alternatief hiervoor kan echter beter een stroller worden gebruikt. Een looprek levert een behoorlijk groot steunoppervlak (zie afb. 11.14).

11.2.7 Rollator, stroller, deltaroller

Bovenstaande benamingen zijn geen synoniemen van elkaar. Onder rollator verstaat men meestal een constructie met twee wielen vooraan en twee poten achteraan, meestal uitgevoerd met twee handvatten zoals bij een fietsstuur.
De rollator is steeds uitgevoerd met een reminstallatie, ofwel knijpremmen zoals bij een fiets, ofwel met een semi-automatische remming op de achterste poten, welke in werking wordt gesteld bij het belasten van het apparaat.
Een stroller is een rollator met vier wielen, een deltaroller heeft slechts drie wielen. Beide apparaten zijn uitgevoerd met knijpremmen. Ze kunnen ook gebruikt worden om iets mee te vervoeren.

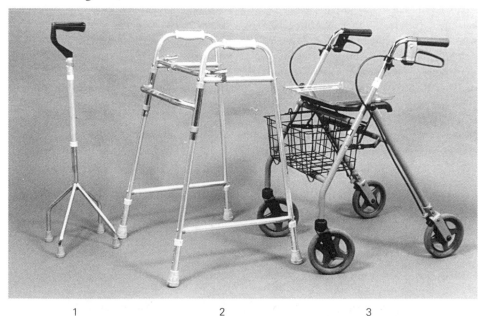

| 1 | 2 | 3 |

Afbeelding 11.4.   Vierpoot (1); opvouwbaar looprek (2); rollator (3).

11.2.8 Loopbrug

Alhoewel een loopbrug alleen in therapeutische situaties gebruikt kan worden,
lijkt het ons toch zinvol ze te bespreken in
dit hoofdstuk.
Een loopbrug bestaat uit vier verstelbare
verticale steunen. Hierop zijn twee leggers bevestigd.
Precies omdat dit het enige loophulpmiddel is dat niet wordt verplaatst door de gebruiker, geeft het deze laatste ook de
meeste stabiliteit en ondersteuning.

11.3 Looppatronen met loophulpmiddelen

11.3.1 Inleiding

Er zijn heel wat verschillende mogelijkheden in het gebruik van loophulpmiddelen
en de gebruikte terminologie is nogal verschillend van auteur tot auteur. Een en ander is afhankelijk van de gehanteerde uitgangspunten en de doelstellingen welke
men nastreeft.
Zoals reeds besproken in paragraaf 11.1,
kan een tweeledig doel worden nagestreefd bij het gebruik van loophulpmiddelen, namelijk ontlasting van de onderste
extremiteit en vergroten van de steunbasis. Hier dient ook onderscheid te worden
gemaakt tussen het unilateraal en het bilateraal gebruik van loophulpmiddelen.
In de meeste gevallen wordt gestreefd naar
een zo natuurlijk mogelijk looppatroon,
ook bij het gebruik van loophulpmiddelen.
Zoals in het hoofdstuk over normaallopen
reeds uitvoerig werd besproken, vindt een
kruiselings naar voren bewegen van de onderste en bovenste extremiteiten plaats tijdens het lopen. Men noemt dit ook wel de
gekruiste gang. De rechterarm en het linkerbeen worden tegelijk naar voren bewogen en vervolgens linkerarm en rechterbeen. Bij het unilateraal gebruik van een
loophulpmiddel zal dan ook steeds deze
gekruiste gang worden nagestreefd.

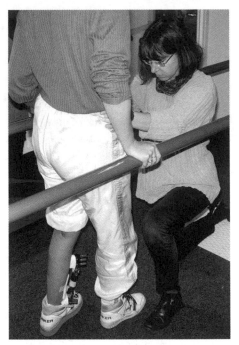

Afbeelding 11.5. Looptraining in de loopbrug
(patiënt met fixateur externe bij tibiafractuur).

Bij het bilateraal gebruik van loophulpmiddelen kan men kiezen tussen gekruist
gaan of beide loophulpmiddelen tegelijk
samen met één been naar voren te verplaatsen. De keuze die men maakt heeft
voornamelijk te maken met het doel.
In de volgende paragrafen worden de verschillende looppatronen en hun biomechanische onderbouwing besproken.

11.3.2 Gang met gebruik van één loophulpmiddel

Bij gebruik van een loophulpmiddel wordt
de gekruiste gang gebruikt: het loophulpmiddel wordt aan de contralaterale zijde
van het 'aangedane' been gebruikt. Gebruik aan dezelfde zijde als het aangedane
been geeft een tegennatuurlijk looppatroon en verplaatst het zwaartepunt in de
richting van het aangedane been. De
steunbasis is in dit geval ook veel kleiner
dan bij het contralateraal gebruik.

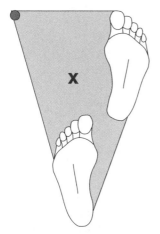

Afbeelding 11.6. Steunoppervlak bij gebruik van een loophulp.

■ *Tweetels gang*

De arm met loophulpmiddel wordt tegelijk met het tegengestelde been en op dezelfde lijn, naar voren geplaatst. Hierna wordt het andere been een staplengte ervoor geplaatst.

■ *Drietels gang*

Eerst wordt het loophulpmiddel naar voren geplaatst. Daarna wordt het tegengestelde been naar voren geplaatst op dezelfde lijn als het loophulpmiddel. Hierna wordt het andere been een staplengte naar voren geplaatst.

■ *Indicatie*

Het gebruik van één loophulpmiddel wordt toegepast als er eenzijdig sprake is van ontlasting van het tegengestelde been of als er sprake is van instabiliteit aan een zijde of slechts van lichte onzekerheid bij het lopen.

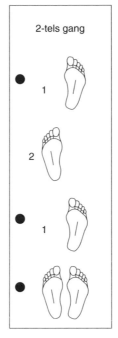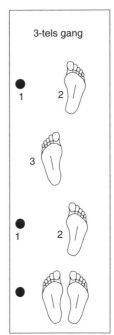

Afbeelding 11.7. Tweetelsgang en drietelsgang.

11.3.3 Gang met gebruik van twee loophulpmiddelen

De spraakverwarring is hier nog groter dan bij de naamgeving van loophulpmiddelen. Termen zoals 2-puntsgang, 3-puntsgang en 4-puntsgang worden heel veel gebruikt, maar hebben bij verschillende auteurs vaak een totaal verschillende betekenis.

Omdat we ons hier op de dagelijkse praktijk willen richten, benaderen we het probleem ook als zodanig.

Uitgangspunt is niet zozeer wat het loophulpmiddel doet, maar wel welk doel wordt nagestreefd. Als zodanig maken we een indeling in diagonaalgang, driehoeksgang en zwaaigang.

■ *Diagonaalgang*

Essentieel bij de diagonaalgang is dat steeds één loophulpmiddel samen met het contralaterale been naar voren is geplaatst, terwijl het andere loophulpmiddel

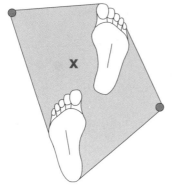

Afbeelding 11.8. Steunoppervlak bij diagonaalgang.

zich samen met het andere been achter bevindt.
Het naar voren verplaatsen van loophulpmiddel en been kan tegelijk gebeuren,
maar hoeft niet. Ter onderscheiding kan
men spreken over een tweetels en een
viertels diagonaalgang, die naargelang de
volledige loopcyclus in 2 dan wel in 4 tel-
len plaatsvindt.

■ *Tweetels diagonaalgang*

De linkerarm met loophulpmiddel wordt
tegelijk met het rechterbeen en op dezelfde lijn, naar voren geplaatst. Hierna worden de rechterarm en het loophulpmiddel
samen met het linkerbeen een staplengte
voor het andere been geplaatst.

■ *Viertels diagonaalgang*

Eerst wordt een loophulpmiddel naar voren geplaatst. Daarna wordt het tegengestelde been naar voren geplaatst op dezelfde lijn als het loophulpmiddel. Hierna
volgt het andere loophulpmiddel in een
paslengte voor het eerste loophulpmiddel.
Uiteindelijk wordt het tweede been naar
voren geplaatst, op dezelfde lijn als het
loophulpmiddel.

■ *Indicatie*

De diagonaalgang wordt toegepast ter vergroting van het steunoppervlak indien aan
beide zijden sprake is van instabiliteit,
vooral in mediolaterale richting.
De diagonaalgang wordt ook gebruikt als
beide benen gedeeltelijk ontlast moeten
worden.

■ *Driehoeksgang*

Hierbij is essentieel dat beide loophulpmiddelen samen met een been naar voren
zijn geplaatst en het andere been dus niet

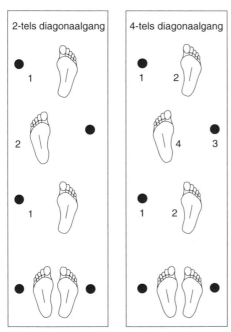

Afbeelding 11.9. Tweetelsdiagonaalgang en
viertelsdiagonaalgang.

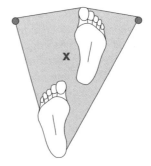

Afbeelding 11.10. Steunoppervlak bij driehoeksgang.

wordt ondersteund. Het naar voren verplaatsen van loophulpmiddelen en been
kan tegelijk gebeuren, maar hoeft niet.
Men kan hier spreken van een tweetels en
een drietels driehoeksgang.

■ *Tweetels driehoeksgang*

Beide loophulpmiddelen worden tegelijk
met het aangedane been en op dezelfde
lijn naar voren geplaatst. Daarna wordt
het andere been een staplengte ervoor geplaatst.

■ *Drietels driehoeksgang*

Eerst worden beide loophulpmiddelen
naar voren geplaatst. Daarna wordt het
aangedane been op dezelfde lijn naar voren geplaatst. Uiteindelijk wordt het andere been een staplengte hiervoor geplaatst.

■ *Indicatie*

De driehoeksgang wordt gebruikt als een

been fors ontlast moet worden en het andere been volledig belast kan worden.
De driehoeksgang wordt ook gebruikt bij
instabiliteit op een been en vooral in voor-
achterwaartse richting.

Opmerking: in sommige gevallen is het niet
mogelijk voor de gebruiker om het niet-
aangedane been een staplengte vóór het
aangedane been te plaatsen. In dit geval
spreekt men van een aansluitpas: bijvoorbeeld een '4-punts diagonaalgang met aansluitpas' of van een 'drietels gang met aansluitpas'.

■ *Zwaaigang*

Men spreekt van zwaaigang wanneer het
alternerend naar voren bewegen van beide
benen niet gewenst of niet mogelijk is en
beide loophulpmiddelen tegelijk naar voren worden geplaatst, terwijl daarna beide
benen in een zwaaibeweging naar voren
gaan.
Men onderscheidt een doorzwaaigang en
een aansluitzwaaigang.

■ *Doorzwaaigang (swing-through)*

Beide loophulpmiddelen worden naar voren geplaatst. Beide benen worden in één

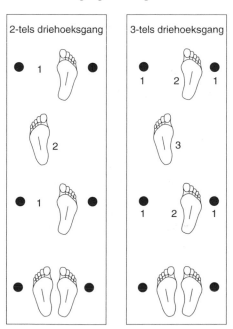

Afbeelding 11.11. Tweetelsdriehoeksgang
en drietelsdriehoekgang.

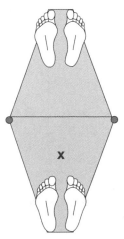

Afbeelding 11.12. De twee steunoppervlak-
ken bij de doorzwaaigang.

zwaaibeweging een staplengte hiervoor geplaatst.

■ *Aansluitzwaaigang (swing-to)*

Beide loophulpmiddelen worden naar voren geplaatst. Beide benen worden in één zwaaibeweging naar voren geplaatst tot op dezelfde lijn als de loophulpmiddelen.

■ *Indicatie*

Denk hierbij aan het lopen van dwarslaesiepatiënten (zie hoofdstuk 8) of amputatiepatiënten zonder prothese.

11.3.4 Gang met looprek

■ *In het rek*

Eerst wordt het rek naar voren geplaatst. Dan wordt een volledige loopcyclus uitgevoerd. Daarna wordt het rek weer verplaatst. De gebruiker loopt hierbij in het rek. Op deze wijze kan de gebruiker de meeste kracht op het rekje overbrengen

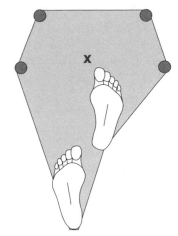

Afbeelding 11.14. Steunoppervlak bij gebruik van looprek.

en dus beide onderste extremiteiten goed ontlasten. Het steunoppervlak op de vloer is hierbij vrij klein en de balansmogelijkheid wordt hierbij dus minder.

■ *Achter het rek*

Eerst wordt het rek naar voren geplaatst. Dan wordt een volledige loopcyclus uitgevoerd. Daarna wordt het rek weer verplaatst. De gebruiker loopt hierbij achter het rek. Op deze wijze is het steunoppervlak op de vloer natuurlijk het grootst. Er kan wel minder belasting op het rek worden overgebracht.

■ *Zwaaigang met rek*

Eerst wordt het rek naar voren geplaatst, terwijl daarna beide benen in een zwaaibeweging naar voren gaan. Daarna wordt het rek weer verplaatst. Denk hierbij ook weer aan een geamputeerde zonder prothese of aan een complete dwarslaesiepatiënt met KEVO's.

11.3.5 Gang bij rollende loophulpmiddelen

De gangmogelijkheden bij rollende loophulpmiddelen zijn vergelijkbaar met die

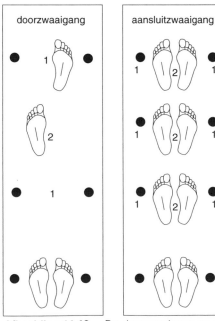

Afbeelding 11.13. De doorzwaaigang en de aansluitgang.

bij een looprek. De zwaaigang lijkt hier minder geschikt.

Doordat deze loophulpmiddelen wieltjes hebben, geven ze een meer dynamisch gangbeeld als het gebruik van een looprek.

11.3.6 Gang in loopbrug

Hier is sprake van dezelfde looppatronen als bij het gebruik van twee loophulpmiddelen.

Dus zowel de tweetels en de viertels diagonaalgang als de tweetels en de drietels driehoeksgang als de zwaaigang zijn mogelijk.

11.4 Keuze, receptuur

Uitgangspunten bij de keuze van een loophulpmiddel zijn de antwoorden op de volgende vragen:

Waarom moet het gebruikt worden?
— Onderste extremiteit ontlasten. Bijkomende vraag is of het om een of beide benen gaat en hoeveel er ontlast moet worden, maar ook wat de mogelijkheden op gebied van mobiliteit en spierkracht in de bovenste extremiteiten en romp zijn.
— Steunbasis vergroten. Hoe groot moet de steunbasis dan worden?

Door wie moet het gebruikt worden? Een rol spelen hier de leeftijd en gewicht van de gebruiker, het niveau van leerbaarheid, het niveau van zelfstandig functioneren, maar ook de soort handicap in het algemeen. Hoeveel belang wordt door de gebruiker gehecht aan cosmetische aspecten van het loophulpmiddel en aan het looppatroon hiermee?

Waar en in welke omstandigheden moet het gebruikt worden? Denk aan buitenshuis gebruik, vloer- en bodemgesteldheid, het kunnen openen van deuren, trap- en hellinglopen, het nemen van drempels, valrisico, energieverbruik. Is de voorziening tijdelijk of permanent?

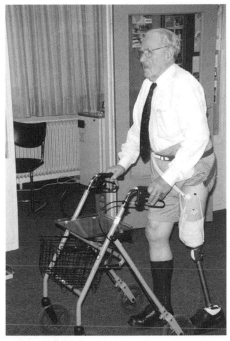

Afbeelding 11.15. Patiënt met beenprothese, loopt met behulp van een rollator.

11.4.1 Stok

Voordelen:
— is gemakkelijk te hanteren en te vervoeren;
— cosmetisch aanvaardbaar.

Nadelen:
— minst stevige van alle loophulpmiddelen;
— niet erg stabiel (slechts één steunpunt aan het lichaam);
— grote belasting van het polsgewricht.

Functie:
— op een stok kan maximaal 20-25% van het lichaamsgewicht afgesteund worden;
— de steunbasis wordt vergroot in mediolaterale richting en het zwaartepunt verplaatst zich richting stok en dus richting gezonde zijde.

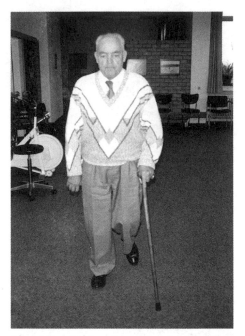

Afbeelding 11.16. Een stok wordt meer gebruikt ter vergroting van de steunbasis dan ter ontlasting van de heterolaterale zijde.

11.4.2 Kruk

■ *Elleboogkruk*

Voordelen:
- stabieler dan handstok;
- heeft twee steunpunten aan het lichaam;
- gemakkelijk te vervoeren.

Nadelen:
- cosmetisch minder fraai;
- werkt meer invaliderend dan de stok(ken).

Functie:
- op een elleboogkruk kan 40% van het lichaamsgewicht afgesteund worden bij eenzijdig gebruik en bij bilateraal gebruik tot 100%;
- de steunbasis wordt vergroot in mediolaterale richting en het zwaartepunt verplaatst zich richting elleboogkruk en dus richting gezonde zijde.

Indicatie:
- de gebruiker kan wel zonder steun lopen, maar heeft een loophulpmiddel nodig om zijn evenwicht te verbeteren of om één been gedeeltelijk te ontlasten. De gebruiker heeft niet meer nodig aan steun dan 20-25% van zijn lichaamsgewicht;
- een stok geeft voldoende steun om een positieve Trendelenburg op te heffen.

Voorwaarden:
- goede spierkracht in arm(en) en benen.

Gebruik:
- de stok wordt gebruikt aan de tegenoverliggende zijde van het aangedane been, meestal in een tweetels gang;
- bij bilateraal gebruik wordt ofwel de diagonaalgang gebruikt, ofwel de driehoeksgang.

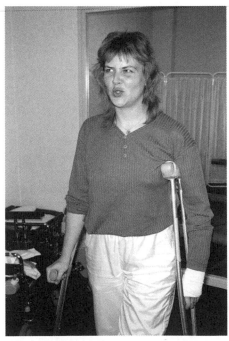

Afbeelding 11.17. Patiënte met tibiafractuur links en onderarmfractuur links. Beide fracturen mogen gedeeltelijk worden belast.

Indicatie:
- de gebruiker kan of mag niet zonder steun lopen en heeft een loophulpmiddel nodig om zijn evenwicht te verbeteren of om één been gedeeltelijk te ontlasten;
- de gebruiker heeft hierbij meer nodig aan steun dan 25% van zijn lichaamsgewicht.

Voorwaarden:
- goede spierkracht in de bovenste extremiteit;
- goede knijpkracht nodig in de hand;
- goede stabilisatiemogelijkheden in schoudergewricht(en);
- goede rompextensie;
- voldoende conditie.

Gebruik:
- de elleboogkruk wordt gebruikt aan de tegenovergestelde zijde van het aangedane been, meestal in een tweetels gang;
- bij bilateraal gebruik is zowel de diagonaalgang, de driehoeksgang als de zwaaigang mogelijk.

■ *Okselkruk*

Voordelen:
- twee steunpunten aan het lichaam;
- stabieler dan handstok of elleboogkruk.

Nadelen:
- complicaties ten gevolge van verkeerd gebruik van de okselsteun. Door (foutief) op de okselsteunen te rusten tijdens staan of lopen kan zenuwcompressie of druk op bloedvaten optreden;
- werkt invalidiserender dan elleboogkrukken.

Functie:
- op een okselkruk kan 40% van het lichaamsgewicht afgesteund worden bij eenzijdig gebruik en bij bilateraal gebruik tot 100%;

- de steunbasis wordt vergroot in mediolaterale richting en het zwaartepunt verplaatst zich richting okselkruk en dus richting gezonde zijde.

Indicatie:
- de gebruiker kan of mag niet zonder steun lopen en heeft een loophulpmiddel nodig om zijn evenwicht te verbeteren of om één been gedeeltelijk te ontlasten;
- de gebruiker heeft tot 40% steun nodig bij eenzijdig gebruik of van 40% tot 100% van zijn lichaamsgewicht bij bilateraal gebruik.

Voorwaarden:
- goede spierkracht in de bovenste extremiteit;
- goede knijpkracht in de hand;
- goede stabilisatiemogelijkheden in schoudergewricht(en);
- goede rompextensie;
- voldoende conditie.

Gebruik:
- de okselkruk wordt gebruikt aan de tegenovergestelde zijde van het aangedane been, meestal in een tweetels gang;
- bij bilateraal gebruik is zowel de diagonaalgang, de driehoeksgang als de zwaaigang mogelijk.

■ *Schaalkruk*

Voordelen:
- stabieler dan een handstok;
- pols en hand worden ontlast;
- elleboogstand is in 90° positie.

Nadelen:
- minder stabiel dan elleboogkruk omdat er slechts één contactoppervlak aan het lichaam is;
- moeilijk vanuit stoel opstaan;
- vanwege de bevestiging gevaarlijk bij vallen;
- onnatuurlijke armhouding.

Functie:
- op een schaalkruk kan 40% van het li-chaamsgewicht afgesteund worden;
- de steunbasis wordt vergroot in me-diolaterale richting en het zwaartepunt verplaatst zich richting schaalkruk en dus richting gezonde zijde.

Indicatie:
- de gebruiker kan of mag niet zonder steun lopen en heeft een loophulpmid-del nodig om zijn evenwicht te verbe-teren of om één been gedeeltelijk te ontlasten;
- de gebruiker heeft hierbij 40% van zijn lichaamsgewicht aan steun nodig. Hij kan echter zijn handen niet belasten op een gewone kruk, omdat de elleboog-extensie beperkt is of de pols of de hand niet belast kan worden.

Voorwaarden:
- goede spierkracht in de schouder;
- goede stabilisatiemogelijkheden in het schoudergewricht;

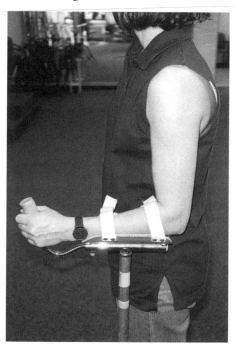

Afbeelding 11.18.   Schaalkruk ter ontlasting van het polsgewricht.

- elleboog moet in 90° flexie gestabili-seerd kunnen worden.

Gebruik:
- de schaalkruk wordt gebruikt aan de te-genovergestelde zijde van het aangeda-ne been, meestal in een tweetels gang;
- bij bilateraal gebruik is de diagonaal-gang en de driehoeksgang mogelijk.

11.4.3 Rek

Voordelen:
- erg stabiel;
- weinig evenwichtsgevoel nodig;
- niet moeilijk om aan te leren.

Nadelen:
- langzame onnatuurlijke gang;
- veel ruimte nodig in de breedte. Denk aan deuropeningen en kleine ruimten;
- traplopen is niet mogelijk;
- een stoepje nemen is mogelijk maar ze-ker niet gemakkelijk;
- bij oneffen terrein is er verlies van sta-biliteit;
- benadrukt een voorovergebogen hou-ding van de romp;
- gezien de vrij aparte manier van voort-bewegen is de overschakeling na be-paalde tijd naar een ander loophulp-middel niet gemakkelijk;
- alternerende armzwaai ontbreekt.

Functie:
- op een rek kan meer dan 50% van het lichaamsgewicht worden afgesteund;
- het steunoppervlak op de vloer is erg groot, zodat er veel stabiliteit wordt gecreëerd in zowel voorachterwaartse als mediolaterale richting.

Indicatie:
- de gebruiker kan of mag niet zonder steun lopen en heeft een loophulpmid-del nodig om zijn evenwicht te verbe-teren of om één been of beide benen gedeeltelijk te ontlasten;

– de gebruiker heeft hierbij aan steun nodig meer dan 50% van zijn lichaamsgewicht of heeft zo weinig balans dat er in beide richtingen een groot stabiel steunvlak nodig is.

Voorwaarden:
– goede spierkracht in de schouder;
– goede stabilisatiemogelijkheden in schouder, elleboog en pols;
– goede grijpfunctie.

Gebruik:
– kan in het rek of achter het rek lopen, naargelang het gaat om ontlasten of om vergroten van de steunbasis.

11.4.4 Stroller, rollator

Voordelen:
– erg stabiel, indien goed belast;
– weinig evenwichtsgevoel nodig;
– niet moeilijk om aan te leren;
– sneller voortbewegen en natuurlijker gang dan bij looprek;
– er kan gemakkelijk iets mee vervoerd worden. Denk aan huishoudelijke situaties.

Nadelen:
– veel ruimte nodig in de breedte; denk aan deuropeningen en kleine ruimten;
– traplopen is niet mogelijk;
– een stoepje nemen is mogelijk maar zeker niet gemakkelijk;
– bij oneffen terrein is er verlies van stabiliteit;
– indien niet goed belast wordt, is er mogelijkheid tot wegrollen;
– indien de remmen niet goed worden bediend is er gevaar voor voorovervallen.

Functie:
– op een stroller kan meer dan 50% van het lichaamsgewicht worden afgesteund;
– het steunoppervlak op de vloer is erg

groot, zodat veel stabiliteit wordt gecreëerd in zowel voorachterwaartse als mediolaterale richting.

Indicatie:
– de gebruiker kan of mag niet zonder steun lopen en heeft een loophulpmiddel nodig om zijn evenwicht te verbeteren of om één been of beide benen gedeeltelijk te ontlasten;
– de gebruiker heeft hierbij meer dan 50% van zijn lichaamsgewicht aan steun nodig of heeft zo weinig balans dat er in beide richtingen een groot stabiel steunvlak nodig is.

Voorwaarden:
– goede spierkracht in de schouder;
– goede stabilisatiemogelijkheden in schouder, elleboog en pols;
– goede grijpfunctie.

Gebruik:
– kan in de stroller of erachter lopen, al naargelang het gaat om ontlasten of om vergroten van de steunbasis.

11.5   Aanmeten

11.5.1 Stok

Gebruiker staat rechtop met schoenen aan, voeten ongeveer 10 cm uit elkaar, knieën gestrekt, gewicht zo goed mogelijk over beide benen verdeeld, armen los ontspannen naast het lichaam.
De afstand polsgewricht-grond bepaalt de stoklengte. Onder stoklengte verstaan we de afstand bovenzijde stok tot onderzijde dop.
Als de stok te kort wordt afgesteld, gaat de gebruiker voorovergebogen lopen en naar de gezonde zijde hangen. Een te lange afstelling van de stok geeft of schouderhoogstand, of te veel elleboogflexie of een te ver naar buiten of naar voren plaatsen van de stok, met als gevolg een verplaatsing van lichaamsgewicht naar de aangedane zijde.

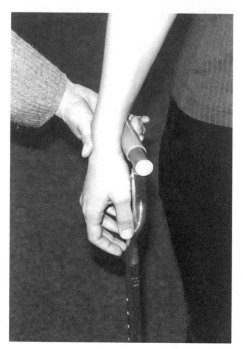

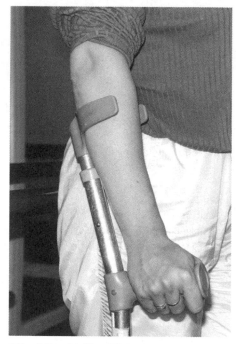

Afbeelding 11.19. De afstand polsgewricht – grond bepaalt de stoklengte.

Afbeelding 11.20. Elleboog in lichte flexie.

11.5.2 Kruk

■ *Elleboogkruk*

Gebruiker staat rechtop met schoenen aan, voeten ongeveer 10 cm uit elkaar, knieën gestrekt, gewicht zo goed mogelijk over beide benen verdeeld, armen los ontspannen naast het lichaam.

De afstand polsgewricht-grond bepaalt de hoogte van het handvat. Een te lang afgestelde elleboogkruk levert overmatige schouderelevatie op of overmatige elleboogflexie. Dit kan leiden tot overbelasting van schouder- en bovenarmmusculatuur en van het polsgewricht. Een te kort afgestelde elleboogkruk eist volledige elleboogextensie. De romp kan te weinig opgetild worden bij de zwaaigang of het traplopen.

De bovenrand van het manchet bevindt zich minimaal 5 cm onder het olecranon. Bij een kortere afstand geeft dit bewe-

gingsbeperking in de onderarm en irritatie van de n. ulnaris. De afstand handvatmanchet mag ook niet te klein zijn, want dan wordt de arm te weinig ondersteund.

■ *Okselkruk*

Gebruiker staat rechtop met schoenen aan, voeten ongeveer 10 cm uit elkaar, knieën gestrekt, gewicht zo goed mogelijk over beide benen verdeeld, armen los ontspannen naast het lichaam.

De afstand polsgewricht-grond bepaalt de hoogte van het handvat. De afstand okselsteun tot oksel bedraagt ongeveer 5 cm. Indien deze afstand minder wordt, geeft dit afklemming van zenuwen en bloedvaten in de okselholte. Indien deze afstand te groot wordt, vindt de gebruiker minder steun en gaat vooroverhangen.

■ *Schaalkruk*

Gebruiker staat rechtop met schoenen aan, voeten ongeveer 10 cm uit elkaar,

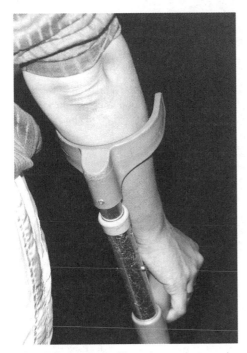

Afbeelding 11.21. Afstand manchet – olecranon bedraagt minimaal vijf centimeter.

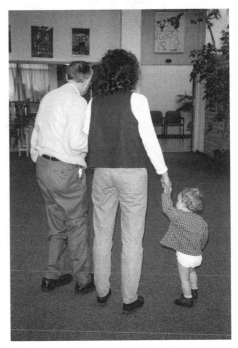

Afbeelding 11.23.

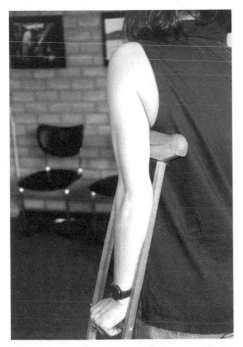

Afbeelding 11.22. De afstand okselsteun – oksel bedraagt vijf centimeter.

knieën gestrekt, gewicht zo goed mogelijk over beide benen verdeeld, armen los ontspannen naast het lichaam.

De elleboog is 90° gebogen, de voorarm staat horizontaal. De hoogte van de schaal moet nu overeenkomen met de onderkant van de arm, zonder dat de schouder omhoog wordt gedrukt.

11.5.3 Looprek

Eerst moet worden bepaald of de gebruiker 'in' dan wel 'achter het rek' gaat lopen. In beide gevallen zal rekening gehouden worden met een 20° flexie in de elleboog. In het eerste geval staat de gebruiker echter rechtop, in het tweede geval licht voorover gebogen.

11.5.4 Stroller, rollator

Als het apparaat gebruikt wordt om de onderste extremiteiten te ontlasten, dan gebeurt de instelling zoals bij het looprek. In de andere gevallen mag het apparaat iets hoger afgesteld worden, zodat de gebruiker met een elleboogflexie van 40-50° het apparaat kan bedienen.

Literatuur

Douglas, D. Effect of cane variables of gait for patients with hip disorders. Phys Ther 1977; 57/5: 509 - 512.

Kölbel, R. von, e.a. Die entlastende Wirkung von gehstutzen und Moglichkeiten ihrer Kontrolle. Med Orthop Techn 1979; 3: 102 - 113.

Krabbenbos, E. Invloed van de functiebeperkingen op het gangbeeld In: Boerhaavecommissie voor postacademisch onderwijs in de geneeskunde (PAOG). Basiscursus revalidatietechniek, Orthesiologie, p 105-116. Leiden, Rijksuniversiteit Leiden, 1984.

Potten, Y., e.a. Revalidatie bij loopstoornissen en loophulpmiddelengebruik: handwerk en denkwerk. IRV en TNO, 1994.

Rozendal, R.H. Inleiding in de kinesiologie van de mens. Stan-Kemperman, 1968.

Verstappen, H.M Ch. Loophulpmiddelen. Basiscursus revalidatietechniek, Boerhaavecommissie voor postacademisch onderwijs in de geneeskunde. Hoensbroek, PAOG, 1990.

Whittle, M. Gait analysis: an introduction. Butterworth-Heinemann, Oxford, 1991.

Zinnemers, B.E. Loophulpmiddelen voor de revalidatie-techniek MBO-college. MBO-college Streekschool, 's-Hertogenbosch, 1991.

Register